AF343976

NOUVEAU GUIDE

DU BAIGNEUR ET DU TOURISTE

A LAMALOU-LES-BAINS

(AVEC UNE CARTE)

Eaux minérales. — Établissements thermaux. — Sources et Buvettes. — Propriétés médicales; Indications des eaux; Conseils aux malades. — Renseignements divers. — Hôtels; Maisons meublées; Distractions; Industries. — Prix; Adresses. — Promenades et Excursions.

4me Édition revue et corrigée

MONTPELLIER

IMPRIMERIE CENTRALE DU MIDI

(Hamelin Frères)

1892

PRIX : 1 fr. 50

NOUVEAU GUIDE

DU BAIGNEUR ET DU TOURISTE

A LAMALOU-LES-BAINS

NOUVEAU GUIDE

DU BAIGNEUR ET DU TOURISTE

A LAMALOU-LES-BAINS

(AVEC UNE CARTE)

Eaux minérales. — Établissements thermaux. — Sources et Buvettes. — Propriétés médicales; Indications des eaux; Conseils aux malades. — Renseignements divers. — Hôtels; Maisons meublées; Distractions; Industries. — Prix; Adresses. — Promenades et Excursions.

4me Édition revue et corrigée

MONTPELLIER

IMPRIMERIE CENTRALE DU MIDI

(Hamelin Frères)

1892

Un nouveau Guide de Lamalou était réclamé depuis longtemps. Aujourd'hui sa publication est indispensable. Cette station importante a pris depuis quelques années un développement extraordinaire, qui en transforme incessamment l'aspect et en augmente les ressources. Ce mouvement progressif est dû à plusieurs causes : efficacité indéniable des eaux ; — fréquence plus grande des affections qui y sont le mieux soulagées ; — tendance antigermanique qui, depuis les événements de 1870, a fait déserter Wilbad et Gastein au bénéfice de Lamalou ; — retentissement de certaines cures particulièrement saisissantes ; — enfin amélioration du confortable

matériel. Il faut ajouter, pour être juste, que les travaux des médecins distingués qui y exercent, et
surtout de MM. les docteurs Privat et Belugou,
attirant, à juste titre, sur ces sources bienfaisan-
tes l'attention du corps médical, n'ont pas peu
contribué à en assurer la prospérité. Quoi qu'il en
soit, la réputation de ces thermes, hier encore
régionale, est aujourd'hui européenne. N'est-ce
pas faire œuvre utile que de permettre aux baigneurs d'avoir entre les mains des indications
impartiales et sûres sur ces Etablissements auprès desquels ils viennent de toute part chercher
la santé, et de leur signaler les écueils que sème
abondamment l'esprit de concurrence et de rivalité?

Vieil habitué de Lamalou, où j'ai retrouvé une
santé fort compromise, j'ai suivi avec bonheur
son accroissement, et ma reconnaissance en a
noté tous les degrés. C'est elle qui m'encourage
aujourd'hui à publier ce livre, où j'ai classé les
informations les plus précises, les plus complètes
et les plus scrupuleuses. Je me suis attaché par-

dessus tout à me mettre à l'abri de cet esprit de partialité dont j'ai connu aussi les inconvénients. Tout ce que j'ai décrit, je l'ai vu par moi-même, et la partie de ce recueil plus particulièrement médicale, je la dois à une étude consciencieuse de tout ce qui a été écrit sur ce sujet, aux renseignements obligeants du corps médical, et enfin aux impressions sincères des principaux intéressés, des malades eux-mêmes (1).

Ainsi compris, ce Guide doit atteindre le succés qu'il recherche, non un profit matériel, mais les intérêts des malades et de la station même, et il a le droit, tout en gardant ses distances, de s'approprier le mot par lequel Montaigne ouvre sa préface : « C'est icy un livre de bonne foy. »

C. DE V.

(1) Qu'il me soit permis d'ajouter qu'ayant fait moi-même jadis des sciences médicales une étude dont les inquiétudes d'une santé précaire m'ont empêché de me désintéresser jamais absolument, j'ai pu recueillir avec plus de fruit que bien d'autres les indications qui m'ont été fournies.

NOUVEAU GUIDE

DU BAIGNEUR ET DU TOURISTE

A LAMALOU-LES-BAINS

Première Partie

LES ÉTABLISSEMENTS & LES EAUX

I

DESCRIPTION GÉNÉRALE DU VALLON

Topographie — Climat — Température. — Conditions
atmosphériques de la saison thermale.— Aperçu géologique, minéralogique et botanique.

Le petit et gracieux vallon de Lamalou
s'ouvre sur la riche vallée de l'Orb, à l'extrémité occidentale du département de l'Hé-
rault, et au milieu des contre-forts montagneux qui unissent les Cévennes à la Montagne Noire et concourent à former la

1*

grande ligne du partage des eaux. Sa direction et sa pente s'établissent du N.-E. au S.-O. Il affecte une forme longitudinale fort resserrée, n'offrant guère, dans ses plus grands évasements, qu'un diamètre de 500 mètres. Il est frayé dans toute sa longueur par un ruisseau très-vite à sec, très-vite aussi torrentiel, dont les bords sont ombragés de beaux peupliers et de saules de haute futaie. Le Bitoulet sort du vallon sous le magnifique viaduc du chemin de fer et le pont de la route départementale, et se jette aussitôt dans la rivière de l'Orb.

Une ceinture de montagnes enserre le vallon thermal dans une enceinte à peu près complète, à peine ouverte à ses deux extrémités. Les gradins inférieurs sont d'une richesse remarquable, dont l'activité des habitants sait tirer un ingénieux parti. Les étages supérieurs sont couverts de bois taillis de châtaigniers, qui leur forment un magnifique revêtement, et au milieu desquels sont jetés d'une façon pittoresque les petits hameaux de Villecelle, du Fraïsse, à l'ouest, et de Bardejeanne à l'est. De ce même côté, l'ermitage de Capimont couronne la colline de ce nom. Au sud, se dessinent les lignes imposantes des montagnes qui s'élèvent sur l'autre rive de l'Orb, et, au milieu de leurs sommets assombris, l'ermitage de Saint-Michel dresse ses vieilles murailles.

Deux ponts de pierre traversent l'entrée du vallon, à différentes hauteurs: l'un, plus ancien et plus bas, supporte la route nationale, c'est le pont Carel; l'autre, beau viaduc de construction toute récente, élève ses arches à une grande hauteur et conduit la voie ferrée jusqu'à la gare.

Le climat de Lamalou est doux et tempéré: c'est celui du bas Languedoc légèrement modifié par le voisinage des montagnes. L'altitude moyenne de la station donne à l'air qu'on y respire une tiédeur et une pureté qui impriment aux fonctions de l'organisme une activité modérée, qui concorde parfaitement avec l'efficacité spéciale des eaux. Malgré la protection des montagnes qui environnent la station et semblent la fermer hermétiquement, le vent souffle parfois à Lamalou avec assez de force. Le vent du N.-O., qui prédomine généralement, amène la fraîcheur et tempère agréablement les journées les plus chaudes de l'été. Le vent du sud, heureusement fort rare, est plus lourd et précède la pluie.

Les mois de mai, juin, juillet, août et septembre, doivent constituer la vraie saison thermale. Quoi qu'on en ait dit, le commencement du mois de mai est souvent troublé par des variations de température brusques et dangereuses, et déjà, dès le début d'octobre, les orages de l'automne amènent un refroidissement qui exige les plus grandes précautions. Les mois de juillet et d'août sont chauds; mais, par l'effet du rayonnement particulier aux vallées et augmenté par le voisinage des cours d'eau, les soirées et les nuits sont fraîches, même à cette époque, et exigent de prudentes précautions des malades délicats et impressionnables.

La nature de la maladie ou de la constitution du malade doit surtout être prise en

considération dans le choix de la saison que
l'on préférera pour l'application du traitement thermal. Une opinion que nous avons
souvent entendu formuler par le corps médicale est celle-ci : les mois de mai, de juin
et de septembre, conviennent plus particulièrement aux affections du système nerveux ; les mois de juillet et d'août sont plus
utiles au rhumatisme et à la goutte.

Au deçà et au delà de ces limites, l'in-
constance de la température rendra souvent
le séjour de la station triste et monotone, et
sera la cause d'interruptions forcées et de
négligences préjudiciables aux bons effets
de la cure.

« La constitution géologique du vallon
de Lamalou, dit le professeur Moitessier, de
Montpellier, est très-simple et très-nette.
Le bas-fond de la vallée est formé par des
schistes talqueux appartenant aux terrains
de transition, et supportant partout les marnes irisées des terrains secondaires inférieurs. » Ce coin géologique est, du reste
comme enclavé entre les terrains jurassiques

de Bédarieux, les granites de Saint-Gervais et les calcaires du Poujol, de telle sorte que l'observateur trouve réunis, dans un petit espace, les sujets d'études les plus variés.

De nombreux filons quartzeux traversent les schistes de Lamalou dans la direction N. N. E.-S. S. O. L'ingénieur François, qui les a bien étudiés, les a divisés en deux systèmes. Les uns, plus anciens, plus *métallifères*, à quartz plus compact; les autres, plus récents, surtout riches en pyrite de fer arsenical, à quartz recouvert de lamelles barytiques. Ce sont ces derniers qui, intimement liés de position aux eaux minérales, méritent seuls le nom d'*aquifères*. Cette description succincte explique la présence dans le vallon de nombreuses galeries de mine, restes d'anciennes exploitations de plomb argentifère et origine probable de la découverte des eaux minérales. Les environs sont, du reste, d'une richesse minéralogique extrême, et, dans un rayon de quelques kilomètres, on trouve autour de Lamalou des mines de cuivre, des filons de manganèse, de fer sulfuré, de galène, des gisements abondants de gypse et de sulfate de baryte.

La flore de Lamalou est des plus intéressantes, et il faudrait un livre entier pour la décrire convenablement. Le botaniste pourra donc y faire une ample moisson, surtout si, poussant jusqu'aux montagnes voisines son ardeur exploratrice, il veut étudier les belles variétés de genêts, de fougères, de bruyères et de polygala, ou de la jasione des montagnes et de l'ornithope, ou des espèces non moins intéressantes d'orchis, d'orobanches, d'ers et de chèvrefeuille qu'on y rencontre. L'entomologiste sera aussi recompensé de ses peines et le temps de ses excursions sera toujours trop court.

II

LES ÉTABLISSEMENTS THERMAUX DE LAMALOU. — DESCRIPTION GÉNÉRALE ET HISTORIQUE.— SOURCES ET BUVETTES.

§1.— Établissements thermaux.

La station de Lamalou est constituée par trois Établissements thermaux qui sont désignés, d'après l'ordre de leur position respective : LAMALOU-LE-BAS, LAMALOU-LE-CENTRE, LAMALOU-LE-HAUT.

L'origine de ces Établissements est loin de remonter à la même époque. Lamalou-le-Bas s'enorgueillit à juste titre d'avoir fondé la réputation du vallon thermal et de lui avoir donné son nom. Aussi maintient-il fortement sa dénomination de *Lamalou-l'Ancien*, que l'usage tend à faire disparaître de jour en jour. Quelques mots d'historique établiront le bien-fondé de cette prétention et satisferont la curiosité légitime du lecteur.

Si l'on en croit la tradition, c'est depuis un temps immémorial que les paysans des environs venaient se plonger dans une sorte de bourbier alimenté par l'ancienne source, afin d'y soulager leur douleur (*la malou*) : de là l'étymologie du nom : *malou* signifiant *douleur* dans le dialecte local, et eaux *de la malou*, eaux *contre la douleur*. Les archives du Poujol constatent les *miracles* qui s'y produisaient chaque année. Un compoix communal, daté de 1702, établit que déjà à cette époque il existait un rudiment d'établissement ; mais c'est en 1754 que le vicomte de Théran, propriétaire de la source, fit construire des piscines aussi bien aménagées que l'exigeaient les habitudes et les connaissances de cette époque. La réputation de ces thermes naissants ne tarda pas à s'étendre dans les provinces voisines, et les médecins de Montpellier, alors en grande faveur, y envoyèrent de nombreux malades. C'est de ce moment que date la véritable renommée de Lamalou. La fréquentation des malades nécessita, dès lors, des agrandissements successifs et des améliorations qui sont encore bien loin d'être définitives. De nouvelles fouilles révélèrent d'autres sources, et des sondages plus récents, établis sur d'autres points, donnèrent naissance successivement aux bains de Lamalou-le-Haut et de Lamalou-le-Centre.

Ces trois établissements sont, du reste, très rapprochés les uns des autres, et reliés entre eux par une route ou avenue ombragée de platanes, qui constitue la promenade des baigneurs et que bordent, de distance en distance, des habitations et des villas chaque année plus nombreuses.

Cette avenue porte successivement les noms de *avenue de la Gare ; avenue de l'Usclade ; avenue des Étrangers ; avenue de Capus ; avenue Charcot ; avenue Centrale ; avenue de l'Horte.*

Lamalou-le-Bas ou **l'Ancien**. — L'É-
tablissement est adossé au pied d'un coteau appelé l'Uselade, qui forme la limite
occidentale de la première partie du vallon. Il représente le fond d'un parallélo-
gramme ouvert à son extrémité opposée,
et dont les côtés constituent l'Hôtel de
l'Établissement. Une marquise, surmontée
d'une horloge, en décore l'entrée.

Une assez vaste cour y donne accès,
ombragée par de beaux platanes. On arrive dans cette cour après avoir traversé
un premier jardin, par un double perron
qui la relie à une terrasse intermédiaire.
Deux portes latérales permettent aussi d'y
pénétrer sans avoir d'escalier à gravir :
l'une par l'avenue de la Chapelle, l'autre
par un chemin spécial qui longe l'aile sud
de l'hôtel. L'établissement balnéaire lui-
même est divisé en deux parties, dont
chacune à son tour comprend deux quar-

tiers distincts, mais semblables, pour chaque sexe.

Si l'on prend pour type du quartier principal la partie réservée aux hommes, on trouve :

1° Quatre chauffoirs, entourés de nombreuses loges servant de vestiaires, et chacun desservant une piscine spéciale ;

2° Une grande piscine rectangulaire, dite piscine nouvelle ;

3° Une grande piscine circulaire à colonnes, dite piscine tempérée nouvelle ;

4° Une piscine ovale, dite piscine chaude réservée ;

5° Plusieurs petites piscines carrées, dites piscines de famille ;

6° Plusieurs cabinets avec baignoires ;

7° Une salle d'hydrothérapie, munie de tous les appareils modernes.

L'eau chaude arrive aux douches avec sa thermalité naturelle. L'eau froide de source permet l'usage de la douche écossaise, de la douche alternée, etc.

L'autre partie, située sur le côté droit de la précédente, contient aussi pour chaque sexe une vaste piscine, désignée sous le nom de *piscine ordinaire*, à cause de son prix inférieur. Chaque piscine, précédée d'un grand vestiaire commun et suivie d'un cabinet de douches assez vaste et bien aménagé, comprend une installation pour bains de pied à eau dormante.

Comme on le voit, l'Établissement thermal de Lamalou-le-Bas comprend dix piscines, quatre cabinets de douches et plusieurs baignoires. Ces piscines sont à eau courante, grâce au renouvellement constant, sinon uniforme, de l'eau minérale.

Cette eau provient de réservoirs bien cimentés et soigneusement aménagés, qui la reçoivent directement des griffons eux-mêmes. Ces réservoirs, situés au-dessous

2*

et quelque peu en arrière de l'Etablissement, sont munis de deux cheminées d'aération. L'eau y arrive avec une température moyenne de 40°.

La température des piscines est réglée, suivant les heures, et d'après un règlement affiché à l'entrée des bains.

L'établissement de Lamalou-l'Ancien possède un autre moyen de médication thermale. C'est le vaporarium alimenté par les nouvelles sources de la galerie souterraine de l'Usclade.

La galerie de l'Usclade est bien digne d'intéresser le médecin et le géologue. Elle est située au pied même du coteau, en arrière et à petite distance de l'Etablissement thermal, d'où l'on y accède par un étroit sentier. Elle est précédée d'un vestibule et présente la direction d'un angle droit ouvert du côté de l'ouest. Cette galerie, remarquable par le nombre et la variété des filons qui la traversent, présente une particularité d'un grand intérêt scientifique, et bien mis en lumière par M. l'ingénieur François, dans un rapport à l'Académie des sciences : je veux parler de l'action énergique de l'eau minérale sur la roche schisteuse, des cavités allongées qui en sont la conséquence, et du remplissage de ces cavités par un magnifique dépôt de cristaux de baryte strontianifère, de quartz, de pyrite de fer et de mouches de cuivre. On ne peut mieux saisir, suivant l'heureuse expression du savant rapporteur, la nature sur le fait.

Mais, à un point de vue plus directement pratique, cette galerie présente surtout de remarquable le nombre, la richesse et la température des griffons d'eau minérale qui en émergent. On en compte plus de douze, et quelques-uns, ceux du fond notamment, présentent une température qui n'est pas inférieure à 50°.

La direction de Lamalou-l'Ancien a mis

récemment à projet l'heureuse disposition de cette galerie, et a créé, à l'établissement thermal, une installation bien comprise de bains de vapeur minéraux et de pulvérisations.

Cette installation est située au premier étage de l'établissement ; mais le malade y arrive, sans escalier, par un plan incliné spécialement aménagé à cet effet.

Autour de l'Établissement sont groupés un certain nombre d'hôtels de premier ordre ou de deuxième importance : hôtel de l'Établissement, grand hôtel Mas, grand hôtel du Nord et d'Angleterre, hôtel du Midi ou Bétirac, hôtel du Petit-Paris, hôtel de France, hôtel d'Orient, et des maisons particulières disposées pour recevoir des étrangers. (Voir aux renseignements.) Un théâtre-casino, situé sur l'avenue principale, plusieurs cercles avec salon de lecture, billards et salles de jeu, un café chantant et divers cafés, plusieurs jardins, plusieurs villas, un parc sur le coteau de l'Usclade, complètent l'agglomération qui est désignée sous le nom de Lamalou-le-Bas.

Une belle chapelle de style roman, élevée par souscriptions, grâce aux libéralités des baigneurs reconnaissants ; un hôpital fort bien conçu, édifié par les mêmes moyens (1) ; sont placés auprès de l'Établissement, sur le penchant du même coteau. Ces deux monuments sont dus au savant architecte diocésain, M. Révoil.

Lamalou-le-Centre. — L'établissement de Lamalou-le-Centre est situé au milieu du vallon, au fond d'un agréable jardin qui longe la route des trois Lamalou, et au pied même de la route qui ser-

(1) Depuis notre première édition, cette construction est devenue l'hôtel de la Paix.

pente sur la colline de Villecelle et qui conduit à cette pittoresque bourgade.

L'Établissement balnéaire est constitué par un large couloir sur lequel s'ouvrent, à droite, une galerie de baignoires à eau courante ou à eau dormante ; à gauche, l'entrée des piscines et des salles d'hydrothérapie.

Les baignoires sont au nombre de quinze, alimentées *ad libitum* par l'eau minérale à la température naturelle et l'eau surchauffée. Elles sont alternativement en briques blanches ou en ciment ; les cabinets qui les renferment sont suffisamment longs et aérés.

Il y a qu'une piscine pour chaque sexe, chacune précédée d'une chauffoir-vestiaire et communiquant avec un cabinet de douches spécial. L'installation hydrothérapique est assez confortable ; l'outillage satisfait à toutes les indications des douches générales : douches froides, chaudes, écos-

saises ; douches en pluie, en jet, à flèche;
douches perpendiculaires, horizontales et
circulaires. Des appareils spéciaux, installés dans des cabinets particuliers, permettent de donner des bains de siége à eau
courante, des douches périnéales, vagina-
les, des bains de vapeur. Un terrain bien
abrité, derrière l'Établissement, donne la
faculté au malade de faire la réaétion dans
les conditions les plus agréables et les
plus avantageuses.

L'eau minérale est amenée, par un système de pompes, dans deux réservoirs qui
surmontent l'Établissement. Un de ces réservoirs contient l'eau à la température
ordinaire, l'autre est chauffé par la vapeur elle-même, circulant dans un serpen-
tin à douze cercles qui y est adapté. Ce
réservoir communique spécialement avec
les douches et leur fournit l'eau surchauffée.

Une nouvelle installation thermale, en

voie de construction, transformera sous peu les bains de Lamalou-le-Centre en une station aussi coquette que confortable.

L'établissement est entouré par les buvettes Capus, Bourges, Marie, Nouvelle. En face sont les bureaux de poste et de télégraphe. La mairie et les maisons d'école, d'aspect monumental, sont à côté, sur l'avenue. Sur un terrain voisin s'élève le temple protestant, récemment édifié, comme la chapelle catholique, à l'aide de souscriptions.

—————

Lamalou-le-Haut. — L'Etablissement de Lamalou-le-Haut est situé à l'extrémité du vallon thermal, dans un bas-fond auquel on accède d'un vaste et élégant jardin par un chemin à pente raide, taillé dans la roche schisteuse. Sur un côté de l'Etablissement s'ouvre la ravissante *Allée* *des Soupirs*, qui descend jusqu'au ruisseau du Bitoulet.

L'installation balnéothérapique comprend pour chaque sexe :

1° Une piscine réservée, en marbre rouge ;
2° Une piscine froide ;
3° Une piscine commune ;
4° Deux petites piscines de famille.

Ces différentes piscines sont précédées de chauffoirs assez confortablement aménagés.

Un cabinet de douches permet d'associer ce mode de traitement aux bains, qui en font la part essentielle ; mais l'installation est insuffisante pour pratiquer l'hydrothérapie proprement dite.

Enfin une installation toute récente de bains d'acide carbonique permet aux malades de bénéficier de ce procédé thérapeutique si prôné et si rare.

L'aménagement des eaux est constitué, à Lamalou-le-Haut, par deux procédés différents : une source, la source tempérée, est distribuée dans les piscines au moyen de bassins d'approvisionnement ; une autre, résultat d'un récent sondage, arrive directement, et sans intermédiaire d'aucun réservoir, dans les piscines mêmes.

Un grand hôtel des Bains, situé au-dessus de l'Etablissement, l'hôtel Tabarié, une douzaine de maisons meublées, deux villas, se groupent autour d'une petite place triangulaire, ombragée de platanes, et forment le petit hameau de Lamalou-le-Haut. Un café confortable est aménagé au fond d'un ravissant jardin.

Une chapelle catholique est contiguë à l'hôtel de l'Etablissement.

§ II. — Buvettes

De nombreuses Buvettes augmentent la richesse hydrominérale du vallon de Lamalou. Il convient de les décrire, en suivant l'ordre adopté pour les Etablissements c'est-à-dire en se dirigeant de la partie inférieure vers la partie supérieure de la vallée.

La Vernière. — En dehors même de la vallée, sur la rive gauche de l'Orb et au pied des belles montagnes que couronne l'ermitage Saint-Michel, coule la source de *la Vernière*. On y arrive en descendant la route de Lamalou jusqu'à l'entrée du vallon ; on s'engage alors sous le nouveau viaduc du chemin de fer ; ainsi, du pont Carrel, un trottoir nouvellement amenagé se poursuit jusqu'à la passerelle qui traverse l'Orb. La source minérale est située au milieu de jardins sur le bord de la rivière. Elle est protégée par un pavillon en forme de grotte, sur lequel est dressé le kiosque destiné à la musique.

Source l'Usclade. — La buvette l'Us
clade, très fréquentée, est située au pied
de la colline qui lui a donné son nom, au
milieu du parc de Lamalou-le-Bas. Un pavillon en bois protège les buveurs. On y
jouit d'une vue superbe. L'Usclade est le
rendez-vous habituel des baigneurs et des
touristes, qui s'y réunissent principalement avant l'heure des repas; à côté de
l'Usclade coule la *source Souveraine*, ferrugineuse, d'installation toute récente.

Source Stoline. — Cette fontaine est
située dans la cour même de l'Etablissement thermal de Lamalou-le-Bas, adossée
contre sa façade, entre les deux portes
qui servent d'entrée. Une inscription go-
thique sur une plaque de marbre noir révèle, du reste, suffisamment sa présence.
Son mince filet, qui coule ras du sol, a la
même origine que la source des bains,

dont elle forme comme un diverticulum ;
mais, au contraire de la précédente, elle
arrive directement du griffon et sans passer par le réservoir.

Source Cardinal. — C'est tout auprès du même établissement que coule la
source Cardinal, découverte en 1852, en
creusant les fondations de l'escalier de
l'ancienne chapelle. Cette source, qui sort
en un mince filet de la façade sud de l'établissement balnéaire, n'est guère utilisée,
et ses applications sont fort restreintes.

Source Capus. — La ferrugineuse
Capus jaillit du versant oriental de l'Usclade, tout à côté de Lamalou-le-Centre .Un
sentier assez inégal y conduit de la route,
en limitant le jardin de cet Etablissement.
Cette précieuse source, si connue et si
fréquentée, est loin, comme toutes les bu-

vettes de Lamalou, de posséder une installation en rapport avec son importance. Il serait facile cependant, par quelques modifications bien conçues, de faire du pittoresque ravin qui lui donne asile un endroit délicieux.

Telle qu'elle est, la source sort directement du mur d'une modeste habitation, dans l'intérieur de laquelle se trouve, à fleur de terre, un petit réservoir. Un dépôt brun rouge, nettement accentué, marque partout son passage. Tout à côté, des chaises sont installées sous un toit rustique. Cette absence de confort n'empêche pas la buvette Capus d'être un rendez-vous assez fréquenté des baigneurs, et surtout des baigneuses. C'est principalement au milieu de l'après-midi que, des divers points du vallon, les malades du Haut, du Bas et du Centre, se réunissent en groupes plus ou moins sympathiques.

Source Bourges. — Distante à peine de quelques mètres de la source Capus, la source Bourges est placée dans le jardin de l'Etablissement du Centre, à la porte même de la construction balnéaire. Un petit édicule, sorte de dôme en maçonnerie, la surmonte et abrite son émergence. L'eau arrive par un trou de sonde d'une profondeur de 25 mètres. L'extrémité supérieure du tube de forage est munie de plusieurs robinets, d'où une partie du liquide s'échappe en cascade, tandis que l'autre partie s'élance du sommet, sous forme d'une colonne bouillonnante qui retombe dans un petit réservoir. Les baigneurs auxquels cette eau est prescrite trouvent une promenade naturelle dans le jardin touffu au fond duquel elle est placée.

Source Nouvelle. — Découverte tout récemment, cette source a déjà conquis la faveur des malades, dont quelques-uns l'ont surnommée *Orrezza de Lamalou*. C'est dans un joli ravin, situé en arrière de l'Etablissement thermal, et qui constitue, pendant la canicule, un séjour aussi frais que ravissant, que se cache son installation provisoire. Elle s'échappe aussi, comme la précédente, d'un tube de forage au-dessus duquel elle bouillonne vivement, et les ruisseaux par lesquels s'écoule son trop-plein sont tapissés d'une rouille rougeâtre qui est la preuve irréfutable de sa richesse en fer. Quelques bancs, quelques sièges rustiques, permettent au baigneur de se reposer un instant.

Source Marie. — Comme les précédentes, elle fait partie du groupe de Lamalou-le-Centre. En arrière de l'Etablissement se présente comme un fossé, au fond duquel on descend à l'aide de

quelques marches. L'eau minérale s'é-
chappe d'une des parois du fossé, à l'aide
d'un robinet vulgaire. Les abords de
cette source sont peu agréables, et le
baigneur n'y séjourne guère après y avoir
bu.

Source du Petit-Vichy. — La buvette du Petit-Vichy appartient au groupe
de Lamalou-le-Haut. Elle est située à l'extrémité nord du vallon, sur les bords
mêmes du ruisseau. Après avoir descendu
le chemin escarpé qui conduit à l'Etablissement thermal, on pénètre dans une autre
allée, ou plutôt une gorge profonde, où
ne pénètrent jamais les rayons du soleil,
et que son aspect mystérieux et poétique
a fait appeler *allée des Soupirs*. Ce ravin
ombreux, digne d'être admiré, mais que le
rhumatisant devra rapidement franchir,
conduit au bord d'une passerelle rustique
qui franchit la rivière. C'est sur l'autre

rive que la source jaillit, au pied d'une pauvre maisonnette.

Sources de Moïse, de la Mine. — En face, une autre source, peu ou point fréquentée, sort d'un rocher bruni, sur lequel elle trace un rouge sillon de fer. Cette origine lui a valu le nom de *Source Moïse*, sous lequel elle est désignée.

Enfin un sentier sinueux, partant du Petit-Vichy et remontant le ruisseau, conduit à un petit réservoir, placé à l'entrée d'une ancienne galerie, et dans lequel se déverse l'eau de la source *la Mine*, dont le dépôt ferrugineux est fort abondant.

III

QUALITÉS CHIMIQUES ET PHYSIQUES
DES EAUX

Composition. — Température. — Comparaison et diffe-
renciation des diverses sources et buvettes

Les eaux de Lamalou ont été différemment classées par les auteurs spéciaux. Ce petit travail, tout pratique, ne peut avoir la prétention de prendre parti pour les uns ou pour les autres, et de savoir s'il faut les nommer *acidulées thermales*, comme Patissier ; *acidulées alcalines*, comme l'Annuaire ; *acidulées ferrugineuses*, comme Dupré, etc. Au lieu d'employer une dénomination technique, qui les catalogue dans telle ou telle case d'une classification artificielle, il est plus facile et plus clair de les désigner par l'énumération de leurs principes les plus importants, et de les appeler, avec le docteur Privat, alcalines, ferrugineuses, arsenicales, avec acide carbonique libre (1); ou, avec le

(1) Privat, *Notice statistique et médicale*, p. 24.

Dr Belugou : bicarbonatées, sodiques, arsenicales, lithinées, riches en fer et en acide carbonique (1). « Les principes dominants de chacune des sources de Lamalou, dit ce dernier auteur, sont les bicarbonates de soude, de magnésie et de fer. On y constate aussi la présence manifeste de l'arséniate de soude et de cuivre, de la chaux, potasse, albumine, manganèse, strontiane, baryte, lithine, iode et acide phosphorique, borique et nitrique. Elles offrent à la fois de remarquable le degré modéré de leur minéralisation, la diversité des principes qui les constituent et une température qui atteint, dans presque toutes, un degré convenable pour les bains et les piscines. »

Vues dans la piscine, dans la baignoire ou dans le réservoir, les eaux revêtent un aspect désagréable, louche et jaunâtre, qui disparaît aussitôt qu'on les examine sous un petit volume. Dans un verre, par exemple, elles sont parfaitement limpides. Cette

(1) Belugou, *le Traitement de l'ataxie locomotrice aux eaux de Lamalou*, p. 10.

teinte jaunâtre ne tarde pas à revêtir les parois des bassins et des récipients, et les peignoirs eux-mêmes se teintent rapidement de cette couleur particulière que leur transmettent les éléments ferrugineux de l'eau.

L'acide carbonique se dégage spontanément et vient encore à la surface du liquide sous forme de bulles de gaz, de nombre et de grosseur variables.

L'eau de Lamalou est inodore. Son goût, avec des degrés suivant les sources, est à la fois acidulé et astringent.

Toutes ces indications sont communes aux trois groupes différents qui constituent Lamalou ; mais cette apparence d'identité n'exclut pas de sérieuses différences, qui jouent, vis-à-vis du traitement, un rôle considérable. Il convient donc, après avoir formulé les ressemblances, de spécifier les dissemblances des sources des trois établissements.

Température. — C'est surtout eu égard à leur thermalité que les trois Lamalou veulent être nettement différenciés. Les sources de

Lamalou-le-Bas sont les seules qui méritent véritablement le nom de *chaudes*. Dans la galerie des eaux, c'est-à-dire à l'émergence, le thermomètre y révèle une température qui, suivant les sources, varie de 31° à 49°5 centigrades. Mais, dans la piscine chaude, où elles n'arrivent, comme on l'a vu, qu'après avoir été mélangées dans un bassin commun, cette température doit être uniformément de 35°. La piscine tempérée présente, suivant les heures, une chaleur de 30° à 33°. J'ai entendu souvent exprimer le regret que la précieuse source qui devait uniquement l'alimenter à une température de 30° à 31° soit mélangée, depuis peu, à d'autres sources plus chaudes, qui en augmentent successivement le degré.

La température de la piscine de Lamalou-le-Centre est de 30°. Pour les baignoires, la température de l'eau peut y être élevée au-dessus de ce chiffre, suivant les indications du médecin, à l'aide du système ingénieux de chauffage qui a été déjà décrit.

Quant à Lamalou-le-Haut, le thermomètre

indique ce même chiffre de 30° pour l'une des sources, et de 29 degrés pour l'autre (source tempérée). Ces chiffres présentent, dans les piscines, une légère diminution.

Composition, Principes dominants. — Si les mêmes principes minéralisent les différentes sources de Lamalou, leur proportion relative est loin d'être la même, et, pour employer une formule chère aux chimistes, si l'analyse révèle une ressemblance qualitative, elle manifeste une dissemblance quantitative. M. le professeur Moitessier a constaté que les bicarbonates alcalins existent en plus grande proportion à Lamalou-le-Bas qu'au Centre et qu'en Haut, où ces mêmes principes sont contenus en quantité à peu près égale. Le fer suit une progression inverse, ainsi que le gaz. La quantité d'acide carbonique libre est plus faible à Lamalou-le-Bas qu'à Lamalou-le-Haut, et plus considérable au Centre qu'aux deux autres Établissements. Ce gaz ne présente pas le même aspect dans les différentes sources: divisé au Centre en bulles très-fines, il présente en Haut la forme d'ampoules, plus faciles à s'échapper.

L'arsenic et le cuivre sont des éléments constants dans les trois sources, et leur proportion relative semble ne varier que dans d'étroites limites.

D'une manière absolue, la somme des éléments dissous dans l'eau est plus considérable à Lamalou-le-Bas : plus les eaux sont chaudes, plus elles sont riches en principes minéraux. Lamalou-le-Centre vient ensuite, séparé de Lamalou-le-Haut par une différence insignifiante. Voici, du reste, les chiffres exacts donnés par les analyses :

Lamalou-le-Bas,   somme des sels : 2,12
—   Centre,   —   —   1,49
—   Haut,   —   —   1,46

Ainsi donc, les eaux de Lamalou comprennent deux groupes importants : l'un, d'une température vraiment chaude et d'une composition plus alcaline, moins ferrugineuse et moins gazeuse ; l'autre, plus tempérée, plus gazeuse, plus ferrugineuse et moins alcaline. Cette distinction entraîne, au point de vue médical, des conséquences d'une sérieuse valeur.

Pour être complet, ce chapitre doit maintenant différencier les diverses buvettes :

La source *Lavernière* est une eau acidulée, fort gazeuse, fraîche et pétillante, contenant une assez grande quantité de soude et de magnésie ; d'où ses propriétés diurétiques et laxatives chez un grand nombre de personnes. On peut augmenter cette dernière action par l'adjonction de sels de magnésie, dont on trouve un dépôt à la buvette même.

La *Stoline* est tiède et provoque un effet dérivatif momentané qui est recherché quelquefois pour atténuer les effets de réaction de la piscine chaude. Aussi la prend-on généralement en sortant du bain. L'*Usclade* possède des propriétés décongestives. Elle est surtout alcaline et agit sur les fonctions de l'estomac et de la vessie.

La source *Capus* est surtout caractérisée

par sa richesse en fer et sa pénurie en acide carbonique. Aussi a-t-elle besoin d'être consommée sur place, et quelques heures suffisent pour lui faire abandonner la plus grande partie du fer qu'elle tient en dissolution (8 centigrammes par litre). Son sédiment est recueilli et se débite en petits paquets. La saveur de cette eau est très-styptique, et on la compare volontiers au goût de l'encre.

Les trois sources *Bourges, Marie, Nouvelle*, ont une composition à peu près identique : alcaline, gazeuse et ferrugineuse. Malgré la proportion assez élevée de fer qu'elles contiennent, la quantité d'acide carbonique qui le dissout permet de les conserver assez longtemps sans décomposition et de continuer aux repas la médication ferrugineuse. Si l'on veut établir des distinctions entre elles, on peut dire que la source Nouvelle est plus ferrugineuse et lithinée, que la source Bourges est plus arsenicale et gazeuse, et que la source Marie est plus alcaline.

Les sources de *Moïse* et du *Petit-Vichy* se distinguent surtout par l'absence à peu près complète d'éléments ferrugineux : ce sont des eaux en quelque sorte purement alcalines. La source de la *Mine* est, au contraire, fort riche en carbonate de fer, sans gaz et à peu près exclusivement ferrugineuse.

IV

PROPRIÉTÉS MÉDICALES DES EAUX DE LAMALOU

Maladies auxquelles elles conviennent surtout ; importance médicale de la station. — Distinction des propriétés médicales de chaque établissement et de chaque buvette.

—

On comprend sans peine, après avoir lu ce qui précède, quel parti la médecine thermale peut tirer des puissants moyens qui viennent d'être énumérés. La réunion des éléments principaux qui la constituent : fer, alcalins, arsenic, acide carbonique ; la thermalité particulière des sources, doivent constituer et constituent un des remèdes les plus actifs que la médecine puisse mettre en œuvre. La pratique, la réputation médicale de la station, justifient cette assertion au double point de vue du nombre des maladies qui sont modifiées à Lamalou et de l'énergie avec laquelle ces modifications sont réalisées.

On n'attendra pas d'un recueil de cette

nature de longs débats sur un sujet aussi
spécial. On ne doit pas attendre non plus de
sa sincérité une de ces complaisantes énu-
mérations qui font de toutes les eaux minérales, à en croire les prospectus et les noti-
ces, des panacées universelles et infaillibles.
A défaut d'autres qualités, ce chapitre important sera bref, véridique et impartial.

C'est par leurs salutaires effets contre
l'*affection rhumatismale* que les eaux de Lamalou ont établi leur antique réputation, et
c'est toujours le rhumatisme dans toutes
ses manifestations, et principalement le rhumatisme nerveux, sciatique, viscéral, qui ap-
porte à ces thermes le contingent le plus
considérable de malades. Dans tout le midi
de la France, parler des eaux de Lamalou,
c'est évoquer l'idée de la cure du rhumatisme, et l'étymologie elle-même (*la malou,*
douleur rhumatismale) témoigne de cette renommée.

La *chlorose* et l'*anémie* forment aussi une
clientèle considérable pour ces eaux si ferrugineuses et arsenicales, dont l'action peut

être accompagnée de celle des modificateurs les plus puissants de la nutrition, tels que l'hydrothérapie. Pour le même motif, la *diarrhée* et la *dysenterie chronique* y sont profondément modifiées.

Mais il est une série d'affections que les conditions de l'existence, la lutte pour la vie, la fièvre et l'agitation du siècle, et aussi la précision toute récente de leur diagnostic, semblent avoir rendues si fréquentes à notre époque, et qui, plus que toutes les autres, concourent à établir la réputation des eaux de Lamalou : je veux parler des affections nerveuses, des *névropathies*, comme on dit, et surtout des *affections de la moelle épinière*. Aujourd'hui, grâce aux observations de MM. les docteurs Dupré (1), Grasset (2), Privat (3), et plus récemment encore, grâce aux travaux spéciaux de M. le docteur Be-

(1) Dupré, *Observations sur l'action générale des eaux de Lamalou.*

(2) Grasset, *Traité des maladies du système nerveux.*

(3) Privat, *Notice statistique et médicale.*

lugou (1), grâce aussi à la pratique heureuse des maîtres les plus en renom de
Paris et de la province, les bains de Lamalou sont, chaque saison, le siège d'une
véritable agglomération de *médullaires* qui
viennent, des quatre coins de l'univers,
chercher quelquefois une guérison et toujours un soulagement, en vain réclamés
ailleurs. Ce n'est rien apprendre à personne, aujourd'hui, que de prétendre que
les eaux de cette station thermale jouissent
d'une faveur exceptionnelle et presque
exclusive dans le traitement des principales névropathies, *paralysie, atrophie mus-*

(1) Belugou, *les Eaux de Lamalou dans les affections chroniques de la moelle (paralysies, ataxie
locomotrice, atrophie musculaire). — Du Traitement de l'ataxie locomotrice par les eaux de Lamalou. — Des Indications des eaux de Lamalou
dans les névralgies. — Des indications des eaux de
Lamalou dans les névroses. — Des modifications
apportées par la cure de Lamalou aux principaux
symptômes de l'ataxie. — Lamalou et les maladies
nerveuses.*

culaire et, notamment, *ataxie locomotrice.*

Indépendamment des propriétés si précieuses de ses eaux, ce qui donne à Lamalou une importance médicale exceptionnelle, c'est la multiplicité des sources, c'est à la fois leur similitude et leur différence, qui en fait comme des individualités distinctes d'une même famille, avec une physionomie propre, des aptitudes et des affinités électives particulières.

Malheureusement, cette multiplicité des Établissements, qui devrait être pour Lamalou un immense avantage, constitue pour l'avenir de cette station, et surtout pour les malades, un danger réel. Les sources appartenant à des propriétaires différents, chaque malade est entraîné par les conseils les moins médicaux, la propagande la plus intéressée, vers tel ou tel établissement, sans qu'on s'inquiète le plus souvent de l'appropriation des eaux à ses dispositions individuelles, à son tempéra-

ment, au caractère de sa maladie. Cette
rivalité, cette concurrence (c'est le mot),
constitue une faute administrative en
même temps qu'une hérésie médicale. Il
n'y a que des esprits à vue naturellement
courte ou aveuglés par la prévention,
pour ne pas comprendre l'exactitude et la
portée de cette double assertion. Et, cependant, ceux mêmes dont c'est la fonction
de conseiller, soit par scepticisme, soit
par cette tendance naturelle aux esprits
trop spécialisés, de tout rapporter à l'objet
de leur spécialisation, laissent quelquefois
s'établir des erreurs qu'ils jugent sans
danger ou qu'ils partagent eux-mêmes.

Nous dirons donc aux malades, comme
un écho de récriminations mille fois enten-
dues : « Avant de vous installer définitive-
ment, consultez des personnes impartiales,
qu'aucun lien ne rattache à tel ou tel
groupe. Adressez-vous surtout aux hommes
de l'art, je ne dirai pas indépendants (ils

le sont tous), mais à ceux dont la position, acquise et exercée en dehors de tout établissement, enlève jusqu'à l'ombre d'une préférence involontaire, si souvent préjudiciable aux malades. En suivant ce conseil, que nous avons oralement donné maintes fois, nous avons vu des malades déjà découragés atteindre une amélioration que ces sources salutaires donnent toujours dans les cas qui leur sont véritablement appropriés.

Aussi ne sera-ce pas faire un inutile hors-d'œuvre que de résumer rapidement, d'après les auteurs compétents, les principales indications des établissements de Lamalou, les uns relativement aux autres, et les barrières qu'il convient de tracer entre ces trois frères ennemis.

La première distinction qui s'impose est celle qui divise les eaux de Lamalou en deux groupes (Dr Belugou). Le premier groupe, constitué exclusivement par les eaux de Lamalou-le-Bas, d'une température plus élevée et d'une alcalinité plus concentrée : *groupe des eaux chaudes* ; le second groupe, formé par les deux autres établissements, d'une température et d'une alcalinité moindre, plus ferrugineux et gazeux : *groupe des eaux tempérées* (1).

D'une manière générale, et en réservant les circonstances particulières qu'il appartient aux médecins seuls de juger, le groupe des eaux chaudes conviendra davantage aux constitutions vigoureuses,

(1) Voici comment s'exprime à ce propos le savant docteur Macario (de Nice), dans un travail auquel nous avons fait quelques emprunts :

« Cette distinction est d'une importance capitale, et elle est, par sa simplicité, un vrai trait de lumière, qui éclaire le praticien dans les cas complexes qui se présentent à son observation ; désormais plus d'incertitude : le fil d'Ariane est trouvé pour les diverses sources de Lamalou. Cette distinction fait le plus grand honneur à la perspicacité du docteur Belugou, qui l'a nettement établie. » (*Les eaux de Lamalou*, par le docteur Macario, in *Nice médical*, page 276.)

aux tempéraments lymphathiques, aux affections plus profondes, à celles où la chronicité est plus enracinée ; les eaux tempérées aux malades nerveux, excitables, plus près de la période aiguë de leur mal.

A Lamalou-le-Bas ressortiront plus spécialement l'*affection rhumatismale* sous presque toutes les formes, les *paralysies*, les *atrophies*, l'*ataxie locomotrice*, les maladies dépendant d'une *lésion organique des centres nerveux* (Privat, Belugou), quelques névroses graves, comme l'*épilepsie* (Chrestien, Dupré), la *chorée*, la *paralysie agitante*, les *névralgies*, l'*albuminurie* avec symptômes d'hydropisie.

A Lamalou-le-Centre, muni de son installation hydrothérapique et entouré de ses nombreuses buvettes, conviendront principalement les troubles variés de l'*anémie*, de la *chlorose*, l'*hystérie*, le *ner-*

vosisme, l'*épuisement nerveux* (Sabatier),
les *affections spéciales du sexe* et les troubles de la *menstruation* (Courty), les *dys-
pepsies* et les troubles des organes diges-
tifs, notamment la *diarrhée chronique* (Ja-
main, Belugou).

A LAMALOU-LE-HAUT, les troubles fonc-
tionnels du *système nerveux*, accompagnés
d'un éréthisme et d'une excitation considé-
rables, certaines formes de l'*hystérie con-
vulsive*, de la *chorée*, des *vertiges de l'estomac* (Barety, Belugou), des *coliques hépati-
ques* et des *troubles urinaires* (Boissier).

Quant aux buvettes, leur action mérite
aussi d'être succinctement spécifiée.

LA VERNIÈRE est un modificateur précieux de la digestion. Cette source à la
propriété d'être diurétique. On lui donne
aussi la réputation d'être purgative, réputation qu'elle ne justifie pas toujours. On
peut dire, avec plus de justesse, qu'elle a

une action dérivative fort utile du côté du tube digestif et des reins, et que, si l'on sait l'employer avec constance et à doses graduées, elle peut guérir les constipations les plus rebelles. Quand on veut obtenir un effet purgatif, les médecins recommandent l'addition d'une quantité appropriée de sels de magnésie, qu'on trouve à la source même.

La Stoline produit un rôle dérivatif important, dont on recherche surtout les effets pour équilibrer la réaction des bains, principalement des bains chauds.

L'Usclade, avec les mêmes propriétés décongestives, a une action très marquée sur les fonctions de l'estomac et de la vessie, si souvent troublées dans les maladies du système nerveux. Elle régularise la circulation. C'est la Grande Grille de Lamalou.

Capus, la plus ferrugineuse du vallon

et, on peut le dire, une des plus ferrugineuses d'Europe, combat d'une façon admirable les troubles divers de l'anémie et de la chlorose. Sa digestion est plus facile que sa richesse en fer et sa pénurie en acide carbonique ne le feraient supposer.

Bourges constitue, comme eau de table, un accessoire très utile de traitement thermal ; alcaline et gazeuse, elle favorise les digestions et convient aux gastralgiques ; suffisamment dosée en fer d'autre part, elle permet aux anémiques de continuer aux repas la médication ferrugineuse et arsenicale.

Source Nouvelle. — Contient plus de trois centigrammes de peroxyde de fer. Elle tient le second rang comme richesse en fer ; en outre, elle est fortement gazeuse. Elle convient à merveille aux estomacs débilités et peut servir de préparation à la source Capus. On ne doit pas oublier qu'elle contient plus de lithine que les autres sources du vallon. Elle est donc indiquée dans le cas où cet élément important est utile.

MARIE. — Plus alcaline et plus gazeuse encore, mais moins ferrugineuse ; a des propriétés qui se rapprochent de l'eau de la Vernière, et son usage quotidien amène de véritables purgations. Elle jouit aussi d'une vertu diurétique incontestable, et son emploi dans les affections de la vessie produit souvent de bons résultats.

PETIT-VICHY. — Se distingue par son absence presque complète d'éléments ferrugineux. Elle doit être regardée comme purement alcaline, et recommandée dans les affections de l'estomac, dans la goutte et dans la gravelle.

On voit maintenant quels avantages peuvent ressortir, pour les malades, de la

multiplicité de toutes ces richesses minérales, et combien un traitement conscien-
cieux exige le |choix réfléchi de telle ou
telle piscine, de telle ou telle source, suivant le tempérament, la nature ou la
forme de la maladie ; combien, enfin, l'association de plusieurs de ces moyens est
souvent indispensable.

En résumé, le groupe alcalino-ferrugi-
neux de Lamalou, considéré dans l'ensemble des effets spéciaux de chacune de ses
sources, forme une sorte de gamme hydro-
logique, un clavier dont chaque note a sa
tonalité propre, et, selon la main qui la
touche, peut, par une association ou une
combinaison plus ou moins intelligente,
rendre des sons harmonieux ou des sons
discordants. Destinés à être des alliés et
non des adversaires, les trois Lamalou,
déjà précieux séparément, trouveraient,
dans les rapports d'une loyale solidarité,
des garanties de prospérité croissante et

surtout des moyens plus puissants de guérison ou de soulagement.

V

HYGIÈNE DU BAIGNEUR A LAMALOU

Les sceptiques disent souvent qu'une
grande partie des résultats obtenus aux
eaux minérales doit être attribuée aux
conditions hygiéniques que les malades
y trouvent. Point n'est besoin de réfuter
ce paradoxe. Cependant, tout absurde qu'il
paraît, il renferme une idée pleine de vérité : l'importance des conditions hygiéniques auprès des stations thermales.

Un pareil sujet mérite quelques développe-
ments; mais je ne saurais avoir d'autre prétention que celle de tracer sommairement,
et à grands traits, les conditions générales
de l'hygiène du baigneur à Lamalou. Le

reste est de la compétence du docteur ; et, pour l'hygiène comme pour le traitement proprement dit, le meilleur conseil que je puisse formuler est celui-ci : obéissance passive aux prescriptions de la Faculté.

Un des points qui préoccupent plus vivement les baigneurs est relatif à la *saison*, c'est-à-dire au laps de temps que comporte un traitement régulier. C'est surtout à propos de la saison que s'exerce la vieille routine : elle doit avoir vingt et un jours, pas un de plus, pas un de moins. Pourquoi ? Mystère. C'est une habitude séculaire que quelques heures de table d'hôte auront révélée au nouveau venu, et dont il reviendra difficilement. Les médecins cependant, sont unanimes à dire que, les conditions de la tolérance variant pour chaque malade, sans compter les différences que comporte la nature et la durée de la maladie, l'impressionabilité, l'époque et d'autres conditions d'un domaine exclusivement médical, il convient de n'établir à ce sujet aucune règle fixe et de se soumettre à l'appréciation des seuls juges compétents.

Une habitude fort suivie à Lamalou, surtout pour les malades gravement atteints, consiste à faire deux cures dans la même année, la première s'effectuant pendant le mois de mai ou de juin, la seconde pendant le mois de septembre. Cette pratique est fortement recommandée par le corps médical de Lamalou; sur ce point encore, il convient de suivre son avis.

Il importe beaucoup aux baigneurs de Lamalou de se prémunir contre les variations atmosphériques. Dans le vallon, les chaleurs sont souvent vives au milieu du jour, et la température considérablement abaissée le matin et le soir, surtout après les pluies et les orages : de là, comme dans les villes d'hiver, nécessité d'avoir à sa disposition un vêtement léger, mais chaud, pour les temps relativement froids survenant à l'improviste.

Il est des moments où le refroidissement doit être particulièrement évité : c'est ainsi qu'il est fort imprudent de rester inactif et surtout de se reposer à l'ombre au sortir du bain et de la douche. Le mieux alors est de se mettre au lit ou de se livrer à une promenade de nature à favoriser la réaction. Une habitude consacrée, à Lamalou, c'est le repos au lit, après la piscine.

Marcher est le meilleur moyen de précipiter la digestion des eaux, sous la réserve expresse cependant de ne pas dépasser la dose prescrite. Sur cette question de la quantité d'eau, je ne saurai trop engager les malades à suivre strictement les termes de leur ordonnance et à ne rien faire au delà, sous aucun prétexte. Les eaux minérales constituent des médicaments fort énergiques sous leur apparente

bénignité, et c'est une grosse erreur que
de s'imaginer, comme certains, que leurs
effets sont en raison directe de la quantité
ingérée, ou que l'on peut remplacer le
temps par la dose.

Un phénomène presque constant chez
tout baigneur nouvellement débarqué, c'est
une recrudescence d'appétit à laquelle il est
prudent de ne pas obéir trop vite. La table joue, du reste, dans l'hygiène thermale, un rôle plus important qu'il ne
semble. A ce point de vue, nos stations
françaises devraient bien imiter un peu
certaines eaux allemandes, où le régime
est réglé avec une sévérité impitoyable.
Les malades sont forcés de se plier à la
discipline du manger et du boire. C'est
peut-être trop d'exigence, mais il faut
avouer que la table d'hôte, avec sa pro-
cession interminable de plats, et surtout
sa vitesse de service, est une grande en-
nemie des estomacs délicats.

Il importe aussi que les heures des repas soient réglées régulièrement. Les personnes qui ne mangent pas dans les hôtels à heures fixes ne doivent pas l'oublier : elles doivent aussi choisir des heures appropriées aux nécessités du traitement.

J'en aurai fini avec ces recommandations hygiéniques, quand j'aurai rappelé l'importance qu'il y a à se distraire, à chercher l'oubli des préoccupations et des affaires, à se laisser vivre, enfin à se lever tôt, à six heures au moins, à se coucher tôt aussi. Je parle des malades, bien entendu.

Deuxième Partie

RENSEIGNEMENTS

I

SERVICE MÉDICAL

Avant tout, le malade devra consulter un médecin. On peut dire des eaux minérales ce qu'Ésope disait de la langue : « Ce qu'il y a de meilleur, et aussi ce qu'il y a de pire. » En face de ces remèdes complexes, qui peuvent être ou si utiles ou si dangereux, il est de la plus vulgaire prudence de recourir à la science de ceux qui consacrent leur temps à l'étude spéciale des maladies chroniques et du traitement thermal. Cette démarche revêt à Lamalou un caractère d'importance d'autant plus marqué, que les Établissements sont rivaux, que la compétition y est ardente et que les propriétés des sources sont fort distinctes. Il convient donc de choisir au début un guide impartial.

Voici la liste des médecins de Lamalou, par ordre alphabétique :

MM. les docteurs

BELUGOU, ✠, Officier de l'instruction publique, lauréat de l'Académie nationale de médecine.

BOISSIER, Lamalou-le-Haut.

CROS, Lamalou-le-Bas.

MÉNARD, Lamalou-le-Centre.

MILLAUD, Le Poujol.

PRIVAT, ex-inspecteur, n'exerce pas.

Pharmaciens

Pharmacie AVIGNON, successeur de Daydé, maison Belleville, à Lamalou-le-Bas.

Pharmacie François MAS, maison Mas, à Lamalou-le-Bas.

III

SERVICE BALNÉAIRE

—

1° Lamalou-le-Bas

Propriétaire: M. Paul CÈRE, à Paris, 196, rue de Rivoli. A Lamalou, villa Bel-Air.

Bureau des bains (cour de l'Établissement). Distributeur : LÉTICHE. Régie et contrôle : ALENGRY.

Les bains, piscines et douches sont ouverts : au printemps et en automne, de 6 à 9 h. matin ; et de 3 à 4 h. soir ; en été, de 5 à 9 h. matin ; et de 3 à 5 h. soir.

2° Lamalou-le-Centre

Propriétaire : Dr EUSTACHE, professeur à la Faculté catholique de Lille.

Bureau des bains : directeur : M. WEWERT; Contrôle : J. FERRET.

3° Lamalou-le-Haut

Propriétaires: MM. de BÉCHIS et Cie, 4, rue d'Alger, Montpellier.

Pour le Centre et le Haut, les bains sont ouverts de 5 à 9 h. du matin, et de 3 à 5 h. du soir.

Prix :

LAMALOU-LE-BAS		LAMALOU-LE-CENTRE		LAMALOU-LE-HAUT	
	fr. c.		fr. c.		fr. c.
Piscine ordinaire....	1,25	Piscine.............	1 »	Piscine ordinaire, ..	1,25
Piscine réservée ...	2 »	Baignoire eau courante	1,50	Douche simple	1,25
Piscines nouvelles...	2,25	Douche simple......	1,25	Piscine réservée.....	2 »
Douche ordin. simp..	1,50	Douche générale	2 »	Bain et douche réserv.	3 »
Douche réservée	1,75	Douche en cercle....	2 »	Baignoire	2 »
Bains de pied........	1 »	Bain de siège ordinaire	0,75	*Enfants au-dessous de sept ans :*	
Baignoire	3 »	— à eau courante..	2 »	Piscine ordinaire....	0,75
Vaporarium	2 »	Douche ascendante..	2 »	Piscine réservée.....	1,25
Piscine de famille..	10 »	— utérine......	2 »	Service	0,25
Service.............	0,25	Friction et massage..	1 »	*Linge, par semaine :*	
Linge, par bain.....	0,50	Service	0,25	Un peignoir	0,90
Abonnement........	3 »	Linge, par bain.....	0,30	Drap...............	0,20
		Abonnement.....	3 »	Couverture..........	0,15

Buvettes

Les buvettes appartiennent à des propriétaires différents, et l'abonnement se fait distinctement pour chacune. Il est généralement fixé à 3 fr. par saison. Les non-abonnés payent chaque fois un droit de 16 centimes.

GRATUITÉ

Les bains sont donnés gratuitement aux indigents qui produisent les pièces suivantes :

1° Un certificat d'indigence délivré par le maire de leur commune ;

2° Une ordonnance d'un médecin de Lamalou prescrivant les eaux.

CARTES DE FAVEUR

Des cartes de faveur sont délivrées aux médecins français et étrangers, sur la présentation d'un médecin consultant.

Des billets gratuits sont accordés aux habitants de la commune de Lamalou.

MASSEURS

M. LAPLANCHE, Gymnase Laplanche, Lamalou-le-Bas (massage à sec).

M. BOISSIN, maison Abelous, Lamalou-le-Bas (massage à sec).

MASSEUSES

Mme LAPLANCHE, gymnase Laplanche, Lamalou-le-Bas.

Mme NÈGRE, maison Cancel, Lamalou-le-Bas.

———

IV

SERVICES ADMINISTRATIFS

La commune de Lamalou dépend du canton de St-Gervais, arrondissement de Béziers.

Maire : M. TABARIÉ, Lamalou-le-Haut.

Commissaire spécial : M. MASSE.

Détachement de gendarmerie à Lamalou-le-Centre.

Postes et télégraphes

Bureau central : Lamalou-le-Centre.

Guichets ouverts de 7 heures du matin à 7 heures du soir.

Service téléphonique à l'hôtel Mas et à l'hôtel du Nord.

Receveur : M. MONTEIL.

Départ des courriers

Six départs par jour.

1° sur Bédarieux, Béziers, Montpellier, Lyon, Marseille, Paris :

> 9 heures 35 matin.
> 2 heures 40 soir.
> 5 heures 35 —

2° Sur St-Pons, Mazamet, Castres :

> 8 heures 30 matin
> 3 heures 45 soir.
> 9 heures   —

Distribution des courriers

Trois distributions par jour :

> A 7 heures du matin.
> A midi
> A 5 heures du soir.

V

SERVICE RELIGIEUX

Culte catholique. — Chacun des trois Établissements est muni d'une chapelle consacrée au culte et desservie par le curé de la commune, son suppléant, les curés des villages voisins et les ecclésiastiques en cours de traitement à la station.

Pendant les saisons thermales, les heures des Offices sont les suivantes : *Messe*, le dimanche, à 7 h. (Lam.-le-Bas), et à 9 h. (Bas, Centre et Haut). — *Vêpres*, id., à 3 h. après midi. — Curé : M. l'abbé Imar.

Culte protestant. — Un temple protestant est installé à Lamalou-le-Centre. Les pasteurs du consistoire de Bédarieux viennent alternativement présider le service religieux, le dimanche, à 3 h. 1/2 du soir.

BUREAU DE BIENFAISANCE

Le bureau de bienfaisance pourvoit aux besoins des indigents de la commune et vient en aide aux malades nécessiteux. C'est à lui que doivent s'adresser les départements, les communes et les particuliers pour l'envoi des malades indigents. Les dons et souscriptions sont reçus par MM. les docteurs Belugou et Boissier, et MM. Tabarié, maire, Coupiac, Davy, Hugounenq, administrateurs.

VI

HOTELS ET MAISONS MEUBLÉES

Lamalou comprend un grand nombre d'hôtels, qui peuvent se diviser en deux catégories, suivant le degré de luxe et de confort. On ne peut guère indiquer ici que des prix moyens et approximatifs, les tarifs variant suivant la forme et les particularités du service.

Prix *pour la* 1re *catégorie* : Chambre, de 2 à 6 fr. par jour.

1re Table d'hôte, de 5 à 7 fr. par jour.

Service et linge, etc., 0,50 c. par jour.

2e Table d'hôte pour les domestiques, de 3 à 4 fr. par jour.

Dans tous les hôtels se trouvent des salons particuliers, où l'on peut se faire servir à la carte.

2e *catégorie* : Chambre, de 1 à 3 fr. par jour.

Table d'hôte, de 3 à 4 fr. par jour.

Service, 0,25 c. par jour.

Les prix moyens des chambres, dans les maisons meublées, sont de 1 à 3 fr. Il est important de traiter à l'avance les conditions du service. Le propriétaire fournit le nécessaire de cuisine et le bois à brûler. Prix du bois : 0,10 c. par personne et par jour.

Lamalou-le-Bas

GRAND HOTEL DES BAINS (1re catég.)

Il est constitué par deux ailes séparées par un cour quadrilatère, ornée de platanes. Sa construction n'est pas luxueuse, mais est fort bien conçue. Sa double rangée de galeries parallèles lui donne l'aspect austère d'un cloître. Mais, en revanche, elle fournit au malade la faculté, fort appréciée, de se transporter presque directement aux bains. L'hôtel comprend plus de cent chambres, dont une trentaine au rez-de-chaussée.

Fermier : M. Louis Aguilhon, ancien chef de restaurant.

GRAND HOTEL MAS (1re catég.)

Cet hôtel, de fondation récente et qui peut soutenir la comparaison avec les meilleurs hôtels des villes d'eaux, contient plus de cinquante chambres vastes et bien aérées. Beaux salons, mobilier confortable, cuisine renommée. Un service de chaises à porteurs fonctionne d'une manière très régulière pendant toute la saison.

Vaste succursale avec salons et chambres. Grande salle à manger. Restaurant. Vérandah d'été. Service téléphonique avec la poste et le télégraphe.

Directeur propriétaire : M. S. Mas, ancien régisseur des eaux de Lamalou-le-Bas.

GRAND HOTEL DU NORD ET D'ANGLETERRE (1re catég.)

Cet hôtel est composé de deux corps de bâtiment, dont l'un, de construction toute récente, a été mis au niveau des meilleures installations, comme confort et luxe d'ameublement. Par une disposition bien conçue, un pont suspendu réunit les deux corps de logis et augmente ainsi le nombre des chambres au rez-de-chaussée. Bonne cuisine. Service régulier de chaises à porteurs.

Service téléphonique avec la poste et le télégraphe.

Directeur-propriétaire : M. Noël Tabarié.

HOTEL DU MIDI (1re catég.)

Cet hôtel, le plus rapproché de l'Établissement balnéaire, forme, avec son annexe, un double corps de logis avec large terrasse. Maison simplement, mais fort bien tenue et très appréciée de la clientèle bourgeoise. Bonne cuisine et prix modérés. Omnibus de l'Établissement.— M. Cancel, propr.-direct.

HOTEL DE LA PAIX

Construction primitivement destinée à l'hôpital. Bonne situation à proximité des bains et de la chapelle.

HOTEL D'ORIENT (2ᵉ catég.)

Situé sur la route. Clientèle régionale. Table d'hôte et cuisine pour ménages.

M. Bazille, directeur.

HOTEL DE FRANCE (2ᵉ catég.)

A côté du précédent et, comme lui, tenant lieu à la fois d'hôtel et de maison meublée.

M. Félix Gayraud, directeur.

MAISONS MEUBLÉES

Maison ALINGRY, LABOUCHÉ, LAGARDE, près de la gare.

BARTHÉLEMY FERRET.

LAFONT.

MAS, pharmacien.

MOURET, restaurant.

VILLA DES PINS.

BITOULÆT.

Maison VILLEBRUN, entre l'hôtel Mas et l'hôtel du Nord.

Maison Pierre TABARIÉ (près le Parc).

Maison COUPIAC, avenue de l'Église.
       Vve Antoinette FERRET.
       Vve ROBERT, en face le Moulin.
       JOUGLA, ancienne maison Mas aîné.
       FAJON.
       SAZALS.
       Jean PERRET.
       BLAYAC.
       SOULCIÉ.
       Albin SALES, au Moulin.
       BASILÆ, propriétaire de l'hôtel
         d'Orient.
       VIGUIER-AZAIS, magasin de vanne-
         rie.
       Maison VERD.
       Villa THÉROND.
       Pierre CASTEL, près du Moulin.
       PERRIER,   id.
       DUPRE, villa Marie   id.
       Vve ROQUES.

Ces dernières habitations sont de construction nouvelle et relient Lamalou-le-Bas à Lamalou-le-Centre.

Il en est de même des villas suivantes, qui représentent toutes des constructions confortables destinées aux familles :

VILLA DES ROSIERS. — VIDAL, directeur, avenue du parc de l'Établissement.

Pavillon Belleville. — Mlle Belleville, de Béziers, propriétaire.

Villa des Chalets, M. Justin Mas, propriétaire.

Villa des Fleurs. — M. Sabatier, de Béziers, propriétaire.

Villa Bellevue. — M. Chaussier, de Paris, propriétaire (confortable exceptionnel).

Villa Bel-Air. — Habitation de M. Cère, propriétaire de l'Etablissement thermal.

Lamalou-le-Centre

GRAND HÔTEL DE L'ÉTABLISSEMENT (1re catég.

Heureusement placé dans un vaste et agréable jardin, près de la mairie, la poste et le télégraphe, et tout à proximité des buvettes les plus fréquentées. Cinquante chambres bien exposées, au midi et au nord. Vaste salon. Cabinets particuliers. Restaurant. Le directeur fait les plus louables efforts pour mettre cet hôtel, nouvellement restauré, au niveau des meilleures installations,

M. Wewert, directeur.

HOTELS MEUBLÉS

Maison Blayac, en face l'Etablissement. Salon.

    Culir, id. Postes et télégraphes.

    François Casnanié, appartements pour famille.

    Charles Viguier, id., Vannerie, service des tramways.

    Verd.

    Basile, succursale de l'hôtel d'Orient.

    Delmas, petit restaurant.

    de l'Hôtel des Bains, au fond du jardin.

    Jacques Ferret, chemin de Villecelle.

    Hugounenq, construction nouvelle.

    Villa Thérond,

Villa Bellevue, avenue du Parc.

Villa des Chalets, Justin Mas.

Villa des Fleurs, M. Sabatier.

Lamalou-le-Haut

GRAND HOTEL DE L'ÉTABLISSEMENT

Vaste hôtel, agréablement placé sur le côté d'un beau jardin, nouvellement res-

tauré. Vaste hall. Restaurations élégantes.
De l'intérieur, on aboutit aux bains par un
long corridor et des escaliers. Salons. Les
chambres sur le jardin sont les plus recher-
chées.

Les aménagements récents ont fait, de
cette partie du vallon de Lamalou, une
élégante et coquette station, avec kiosque,
parc, château d'eau, etc.

HOTEL TABARIÉ (Frédéric)

Simple, mais confortable, convenant parfaitement à la clientèle bourgeoise, qui en
apprécie les prix modérés et la bonne tenue.

MAISONS MEUBLÉES

Villa Moustelon, construction nouvelle,
        très agréablement située et par-
        faitement tenue.
Villa Malbec,   id.
Villa Tabarié, à côté de la précédente.
Maison Mathieu Tabarié, nombreuses
        chambres, salons.
   — Calas, id.
   — Fabre, cour de beaux marron-
        niers ; café, concerts.
   — Jougla fils.
Villa Koller.
Villa Amélie.

Maison BAYLE.
— VILLA DU PETIT-VERSAILLES.
— CASTANIE, vente de tissus en flanelles.
— BOUFFARD, dans la direction du Centre.
— Jean FERET.

Correspondances entre les trois établissements

Les trois établissements de Lamalou, fort rapprochés du reste, sont reliés constamment entre eux, pendant la saison thermale :

Par un service de trains-omnibus, dépendant de l'établissement de Lamalou-le-Haut.

Par d'autres services d'omnibus, breaks, voitures de Lamalou-le-Haut à la Vernière.

Prix de Lamalou-le-Haut au Bas, 0 fr. 15.

Prix de Lamalou-le-Haut à la Vernière, 0 fr. 25.

VIII

DISTRACTIONS

A Lamalou, les agréments des villes d'eaux bruyantes n'ont pas encore pris place. Ils tendent peu à peu à y pénétrer. Il est certain que là où se réunit une société polie et cultivée, il faut que les habitudes du monde, les arts et leurs attraits, tiennent quelque place. A ce point de vue, Lamalou laisse encore à désirer. Il ne faut pas non plus que ces nobles et justes distractions dépassent la mesure et entraînent un désordre d'habitudes et d'imagination surtout préjudiciable aux affections nerveuses. Un établissement thermal ne doit pas être un temple du plaisir. En face de malades gravement atteints, les mœurs doivent prendre un côté sérieux, qui, tout en laissant aux individualités le loisir de se livrer à leurs ébats, imprime à l'ensemble des baigneurs comme un reflet du but qui les rassemble.

Les principales distractions qu'on trouve

à Lamalou sont, à part les promenades et les excursions, dont il sera longuement parlé, les casinos, les concerts, les cercles et les cafés, les jeux divers, la bibliothèque.

SPECTACLES ET CONCERTS

CASINO-THÉATRE

Directeurs-fermiers : MM. Cancel et Cie.

Le Casino-Théâtre est situé à Lamalou-le-Bas, sur l'avenue principale. Il contient quatre ordre de places : les loges, les fauteuils, les premières et les secondes.

La salle peut, à l'aide de grandes baies, être largement ouverte en été. Le répertoire comprend l'opéra-comique, l'opérette, le vaudeville, la comédie. Représentation tous les soirs. Directeur-impressario : M. Donchet.

Prix des places : loges de dix places, 15 francs ; de quatre places, 10 francs ; fauteuils : 3 francs ; premières, 2 francs ; entrée du Parc, 1 franc.

Café-terrasse. Salons de lecture. Cercles et salons de jeu.

L'après-midi, de trois à cinq heures, concerts symphoniques gratuits.

CONCERTS DE LAVERNIÈRE

Directeurs-fermiers : Poujol et Cie.

Concerts musicaux l'après-midi, sous le kiosque de la source.

Café - restaurant. Pavillons rustiques. Salons de jeu. Cercles. Petits-chevaux, etc.

CAFÉ CHANTANT. — ÉDEN-CONCERTS

A Lamalou-le-Bas, maison Muratet.

Restaurant des Gourmets, chez Mouret, à Lamalou-le-Bas.

Restaurant de la Poste, chez Muratet, à Lamalou-le-Bas.

CAFÉS ET CERCLES

LAMALOU - LE - BAS

Grand café-cercle de l'Etablissement, sur la terrasse.

Café Glacier.

Café de France.
Café Mouret.
Café de la Poste.
Café du Casino.
Café de la Gare.
Café de la Vernière.

LAMALOU-LE-CENTRE

Café-pavillon de l'Etablissement, dans le jardin.

Grand café Américain et cercle du Centre, tenu par M. Suau. Billards.

LAMALOU-LE-HAUT

Café-terrasse de l'Etablissement.
Café Cairol.
Café Fabre.

RESTAURANTS

Restaurant MOURET.

Restaurant DE LA VERNIÉRE, en face de la source de ce nom, sur les bords de l'Orb.

Restaurant MURATET.

Les principaux hôtels possèdent tous une salle de restaurant.

Jardin d'acclimatation de Lamalou-l'Ancien

Entrée libre. S'adresser à M. Frédéric Martin, régisseur.

Une VACHERIE MODÈLE est installée dans ce jardin. Lait de vache suisse, porté à domicile, 0,40 c. le litre. Prix du verre à la vacherie, 0,10 cent.

LAIT D'ANESSE, 0,60 c. le verre, sur place ou à domicile.

JEUX

Différents jeux sont installés dans les établissements et les hôtels importants, tels que billard, crocket, etc. Auprès des principales buvettes et au Petit-Paris fonctionne le jeu de loto, dont l'enjeu consiste en gibier ou volailles, que les baigneurs heureux emportent triomphalement. Tir au pistolet à Lamalou-le-Bas et le Haut.

BIBLIOTHÈQUES

Des bibliothèques-échange sont installées dans les principaux hôtels, à la disposition des baigneurs.

JOURNAUX

La *Vérité* de Lamalou, journal des intérêts locaux, paraissant le dimanche. Bédarieux : Labord, imprimeur. — Le numéro, 10 centimes.

—

IX

COMMERCE ET INDUSTRIE

—

BAZARS

On trouve à Lamalou plusieurs bazars, où se vendent les souvenirs de la station et les objets de fabrication locale.

Le plus important est le *bazar Jullien, A la Tentation* (Lamalou-le-Haut) : bijoux, curiosités, souvenirs, jouets, brochures : *Valse de Lamalou*, par Leguay.

Bazar de Lamalou-le-Bas : jouets et maroquinerie.

Palais-Royal de Lamalou-le-Centre. Pavillon Gélix PORTES, en face Capus. Bijouterie, joaillerie, article fantaisie.

Maison BOISSIN : bijouterie, joaillerie, photographies de Lamalou, chinoiseries.

BOULANGERIE

1° Boulangerie Fulcrand, à Lamalou-le-Bas.
2° Boulangerie Molière, près de la gare.
3° Boulangerie de luxe, terrain Coupiac.

COIFFEURS

Combes père et fils, à Lamalou-le-Bas.

Lauze, à Lamalou-le-Bas : parfumerie, articles de fantaisie.

Fournès, coiffeur du théâtre.

Serieys, à Lamalou-le-Haut.

Mme Bringuer, coiffeuse pour dames.

ÉPICERIES

Épicerie Moderne, Willmann ; conserves alimentaires ; vins ; liqueurs ; verres et cruchons ; souvenirs de Lamalou.

Epicerie centrale, Axès. Mercerie, verrerie, vin, liqueurs, conserves, maison

Mas, pharmacien. Succursale à Lamalou-le-Bas (A la grâce de Dieu).

Épicerie J. Mas, primeurs et conserves. Chalet Mas.

Épicerie veuve Virginie Castanie, à Lamalou-le-Haut.

LIBRAIRIE

Librairie des Bains, au Centre.

Ouvrages choisis. Grand choix de nouveautés littéraires et scientifiques. Les nouveautés arrivent dès leur mise en vente à Paris. Envois fréquents et réguliers, permettant de recevoir sans retard les livres qui ne se trouvent pas en magasin. Livres de luxe. Papeterie et maroquinerie.

Dépôt du *Guide de Lamalou*, de la *Valse de Lamalou*, de la *Carte des environs de Lamalou* et des ouvrages spéciaux de MM. les Docteurs de la station.

Libreria española

LINGERIE. — MODES

Lingerie, rubans, velours, modes confections. Dépôt des premières maisons de Paris. Spécialités pour baigneurs;

Mlle Mas. Villa des Chalets, au Centre.

Modes de Paris, maison Pagès. Grand choix de chapeaux pour dames.

DÉBITS DE TABAC

A Lamalou-le-Bas, à côté de l'hôtel Mas.
A Lamalou-le-Haut, maison Fabre.

MARCHÉ ET PROVISIONS

Chaque matin, un marché pour la viande et les légumes se tient à Lamalou-le-Bas. Des marchandes au détail vont de maison en maison porter leurs légumes, leurs fruits ou leurs gâteaux.

Gâteaux de St-Gervais, très renommés.
Biscotins de Bédarieux.

PANNIERS ET VANNERIE

Industrie spéciale à Lamalou et à ses environs. Les baigneurs emportent volontiers comme souvenir de la station un de ces objets de petite vannerie.

La maison Azaïs, entre Lamalou-le-Bas et le Centre, est la mieux assortie à bon marché.

Cavayé, au Centre, — Louis Raymond, à la source de l'Usclade. — Léonie Alengry, à la source Stoline.

FLANELLES

Les flanelles du pays ont une grande réputation :

Joucla, à Lamalou-le-Bas.

Roques, a Lamalou-le-Bas.
Castanié, à Lamalou-le-Haut.

PHOTOGRAPHIES

Photographies Raynaud, Kiosque Abelous, — spécialité de groupes.
Boissin, — vues de Lamalou et des environs.

LOCATION DE VOITURES

Dans tous les hôtels, on loue des voitures à l'heure ou à la journée. Le prix habituel pour un calèche est de 10 fr. la course. Traiter d'avance la location des breacks et omnibus et le prix de la journée.

LOUEURS D'ANES

Maison Robert, à Lamalou-le-Bas. Prix de la journée : 5 fr.

GUIDES

On trouve à Lamalou des guides connaissant parfaitement le pays. S'adresser, notamment, a la maison Robert (Lamalou-le-Bas) ou au village de Villecelle.
Le prix, pour une excursion, varie de 6 à 10 fr.

Troisième Partie

PROMENADES ET EXCURSIONS

Villecelle et sa fontaine.
Le Fraisse et son châtaignier.

(Course à pied. — Durée totale : *trois heures*)

Le pittoresque et curieux village de Villecelle, vrai type des bourgades cévénoles, est caché et perché à la fois, comme un vrai nid, dans le creux formé par l'adossement des collines occidentales du vallon, dont les sommets dissimulent sa présence aux promeneurs de Lamalou. La route prend son origine à l'Établissement thermal du Centre. Au bout de quelques mètres, elle se bifurque en deux chemins : le *chemin neuf* et le *chemin vieux*, qui gravissent la montagne par ses deux flancs opposés. Le vieux chemin est plus abrupte et plus difficile ; mais il est plus court et offre à l'œil de plus agréa-

bles perspectives. La nouvelle route serpente en nombreux contours à travers les
bois de châtaigniers qui l'ombragent heureusement. Les deux chemins se rencon-
trent à l'entrée du village, sur une esplanade
d'où l'on jouit d'une vue fort belle sur le
vallon de Lamalou, le mont Saint-Michel et
la colline de Capimont, qui se dresse en face
avec l'aspect d'un immense navire, échoué
la quille en l'air.

Villecelle était, il y a peu de temps encore, le siége d'une commune d'où dépen-
dait Lamalou. La prospérité croissante de
la station lui a enlevé ce titre, non sans dif-
ficulté, dit-on; et l'on raconte même que,
pour emporter les archives, le gendarme qui
représentait la loi eut à lutter contre la
résistance indignée des Villecelloises. Une
rue tortueuse, sorte de torrent empierré et
bordé de masures irrégulières, voilà Villecelle. Un sentier part à droite et conduit à
la fontaine, voisine elle-même d'une jolie
cascade. Ce site, frais et gracieux, envi-
ronné de sous-bois verts et ombreux, mérite

d'être visité; c'est par là, du reste, que passe le sentier qui monte vers le Fraisse.

Ce sentier gravit la montagne à travers les magnifiques châtaigniers qui en revêtent le flanc, et les blocs informes qui semblent détachés de son sommet. D'espace en espace, il semble s'élargir sous forme de terrasses naturelles, d'où l'on jouit d'un coup d'œil splendide sur la vallée de Lamalou, la vallée de l'Orb, les montagnes de St-Gervais, de Capimont et de St-Michel. Le Fraisse est constitué par l'agglomération de quelques fermes assez misérables. Les promeneurs y vont visiter un châtaignier légendaire, sur l'écorce duquel nombre de baigneurs ont gravé leur nom. Ce châtaignier est remarquable par la circonférence de son tronc, qui mesure plus de 5 mètres. On le trouve à quelques centaines de pas au delà du village, en poursuivant un petit sentier qui descend la colline, au milieu de belles prairies.

semble qu'on s'éloigne de plus en plus du but de la promenade, et cette impression est souvent une cause d'erreur de la part des touristes inexpérimentés qu'aucun guide n'accompagne. Après le contour, le sentier côtoie un bois de chênes verts et ne tarde pas à émettre vers la gauche un petit embranchement qui monte droit vers la chapelle, en traversant une métairie qui doit servir de point de repère. Une source limpide et fraîche coule auprès, désignée sous le nom de *la Samaritaine*. On gravit encore le sentier jusqu'à une croix. A partir de ce point, la route est entaillée dans la roche calcaire et se continue ainsi jusqu'au plateau de Capimont.

Le gardien vous a vus venir et vous attend : il vous invite à prendre quelques instants de repos dans son ermitage et s'empresse de vous offrir son vin et ses provisions, persuadé que quelques pièces blanches seront la récompense de son hospitalité. Si par hasard ce brave serviteur est absent, n'hésitez pas à faire sonner la cloche de la

Notre-Dame-de-Capimont

Promenade à pied ou à âne. Durée totale : trois heures. Anes, 3 fr.; guide, 4 fr.

Il convient de partir le matin d'assez bonne heure, pour être de retour avant l'heure du déjeuner.

Le plateau de Notre-Dame-de-Capimont domine le vallon thermal du côté de l'est. Deux chemins conduisent de Lamalou à l'ermitage qui le couronne : l'un, partant de Lamalou-le-Bas, par le chemin vicinal qui longe le Moulin et traverse le ruisseau ; l'autre, de Lamalou-le-Haut, par le pont de Bardejeanne. Il est plus agréable de les utiliser successivement, en choisissant l'un pour l'ascension et l'autre pour la descente.

Montons par Lamalou-le-Bas. Le ruisseau traversé, un petit chemin tourne vers la droite, au milieu des carrières de pierres de taille et de marnes rouges qui les revêtent, et se poursuit jusqu'à l'extrémité sud du vallon, pour contourner la colline de Capimont dans un rayon très-considérable. Il chapelle. Vous le verrez accourir à la hâte et se mettre à votre disposition.

L'ermitage de Capimont se compose, à part l'habitation de l'ermite, d'une église et de deux chapelles. L'église est décorée d'*ex-voto* de toutes sortes et de tableaux dont quelques-uns révèlent plus de foi que de talent; les deux chapelles sont vouées, l'une à saint Joseph, l'autre à sainte Anne la Marieuse. Inutile d'ajouter que cette dernière est l'objet particulier de la ferveur des jeunes filles.

Dans le courant de l'année, et à l'époque même de la saison des bains, les villages des environs vont processionnellement à N.-D.-de-Capimont. C'est alors un jour de dévotion et de fête. Après la messe, les pèlerins se réunissent en groupe à l'ombre des rochers et déjeunent joyeusement. Le cortége redescend ensuite, peut-être avec moins d'ordre et de gravité qu'il n'était monté.

Le sommet de la montagne de Capimont forme un plateau, dont il convient de parcourir les différents côtés pour admirer les magnifiques panoramas qu'on y découvre de chacune de ses faces. A l'ouest et au nord, la vue s'étend sur tout le vallon thermal : Villecelle, le Fraisse, Combes et les autres bourgs qui s'échelonnent sur les collines opposées. La montagne boisée de l'Espinouse, et plus à l'ouest, venant aboutir à la vallée de l'Orb, les rochers du mont Caroux, forment le fond de ce tableau saisissant. Au sud, l'Orb et ses nombreux canaux d'irrigation parcourent la riche vallée ; en face, Lavernière ; à gauche, Hérepian et ses quatre routes ; à droite, le Poujol.

On revient par Lamalou-le-Haut. Le chemin qu'il faut suivre est plus long, plus sinueux, plus escarpé que celui par lequel s'est effectuée l'ascension. On passe au pied d'un modeste hameau, Bardejeanne, et l'on pénètre dans le vallon thermal par un pont récemment jeté sur le petit ruisseau de Lamalou.

Villemagne-l'Argentière
(6 kil.)

Cette promenade doit être effectuée en voiture : une après-midi suffit largement. On suit la route de Lamalou à Bédarieux jusqu'à Hérépian (voir pag. 104). A Hérépian, après avoir dépassé le carrefour des quatre routes, on s'engage à gauche dans un chemin qui longe la vallée de la Marre, perpendiculaire à celle d'Orb.

La vallée de la Marre n'offre aucun intérêt au point de vue des perspectives et du pittoresque. Après avoir suivi pendant une demi-heure le torrent qui lui donne son nom, on se trouve en face de remparts, de bastions et de créneaux, qui sont les témoignages d'une grandeur passée. Là était autrefois une ville florissante, célèbre par les mines d'argent qui enrichissaient son territoire, fortement convoitées par les seigneurs des environs : Villemagne-l'Argentière. En traversant ces murs, assez bien conservés malgré les attaques subies pendant les XVIe et

XVII⁰ siècles, et surtout malgré l'assaut livré en 1622 par le maréchal de Praslin, on découvre à chaque pas les signes de cette antique prospérité.

Au milieu des masures et des constructions vulgaires qui ont remplacé peu à peu les anciennes habitations, à travers les couches de plâtre et les interpositions de moellons que l'ignorance et l'incurie ont laissés s'accumuler, l'œil attentif d'un archéologue saura découvrir tantôt d'élégantes colonnettes, tantôt des arceaux géminés, tantôt des têtes d'animaux ou de monstres, en un mot des vestiges d'une ancienne richesse et d'un goût raffiné.

De l'ancienne abbaye de Villemagne, on ne trouve plus que des tombeaux informes, masqués par des constructions récentes. L'église de Saint-Mayan faisait, autrefois, partie du monastère. Le savant historiographe du bas Languedoc, M. Renouvier, pense qu'elle n'a jamais été achevée. « Cet édifice est curieux au point de vue de l'histoire de l'art et de ses hésitations dans le premier mouvement de renaissance qui eut lieu au XII° siècle. Elle est encore consacrée au culte : on y montre les reliques célèbres du pieux cénobite d'Antioche sous l'invocation duquel elle est placée, et dont les bénédictins ont conservé la légende. Il mourut, disent-ils, en Gaule, dans les environs de Lombez ; et, en l'année 895, deux moines allèrent dans le Toulousain pour dérober ses reliques. Ce n'est que par une protection miraculeuse qu'ils réussirent dans ce périlleux enlèvement. Depuis cette translation, disent quelques-uns, la ville, qui s'appelait autrefois *Coyne*, prit le nom de Villemagne (Villa Mayani). »

Cette étymologie est fausse. Il est fait mention de l'abbaye de Villemagne dans le catalogue des monastères dressé au concile d'Aix-la-Chapelle, en 817, et M. Renouvier a découvert, dans un inventaire des titres de l'abbaye, qu'elle fut dotée par Charlemagne en 708 et désignée sous le nom de Ville-Magne.

A quelques pas, au sud de Saint-Mayan,

on voit les restes de l'ancienne église pa-
roissiale de Villemagne-Saint-Grégoire. Aujourd'hui abandonnée et tombant en ruines,
cette église, dans l'enceinte de laquelle pous-
sent les broussailles et qui sert d'entrepôt
aux propriétaires voisins, est remarquable
par la précision de son style, qui est roman
dans l'ensemble et dans les détails principaux.

Porte avec inscription ; fenêtre fort curieuse ; trois arceaux soutenus par des colonnes ; tour carrée de quatre étages, dont
les deux supérieurs présentent des arceaux
géminés à voussure cintrée.

Le village de Villemagne contraste, par
son état actuel, avec la prospérité que révèlent tant de ruines. La campagne qui l'en-
toure devient plus intéressante à mesure
qu'on remonte la vallée. A un kilomètre du
village notamment, on voit sur la rivière un
pont fort ancien et de forme extrêmement
pittoresque : c'est le *pont du Diable*.

———

De Lamalou aux Douze Sources au Bousquet-d'Orb et à Graissessac

HÉRÉPIAN. — BÉDARIEUX. — LES DOUZE SOURCES. —LE BOUSQUET-D'ORB. — GRAISSESSAC

Au pont Carel, qui constitue véritablement l'entrée du vallon thermal, tournons à gauche et redescendons la belle route de Bédarieux à Saint-Pons. On ne tarde pas à rencontrer sur la droite une belle métairie, dont les prés verdoyants s'étendent le long de l'Orb. A gauche, la nouvelle ligne de chemin de fer s'ouvre au milieu de riches carrières de pierre ; plus loin, quelques maisons de campagne se dissimulent derrière d'épais bosquets d'arbres et des massifs de lauriers-roses. Cette partie de la vallée de l'Orb est d'une fertilité et d'une richesse remarquables. Au delà des prairies, à travers un rideau de peupliers et de saules, on aperçoit par intervalle la surface argentée de la rivière. Les blanches maisons des Aires se dissimulent derrière d'épais massifs que dominent les ruines et l'ermitage St-Michel, en face duquel, de l'autre côté de la route, se dressent les chapelles de Notre-Dame-de-Capimont.

Hérépian. — On traverse Hérépian, coupé en croix par les quatre routes de Béziers, de St-Gervais, de St-Pons et de Bédarieux. On regarde en passant son clocher surmonté d'un campanile assez peu réussi ; on traverse le pont de la Marre, jeté sur la rivière de ce nom, et d'où l'on découvre un fertile vallon, parallèle à celui de Lamalou. Sur la rive opposée de l'Orb, les deux lignes de chemin de fer déchirent à d'inégales hauteurs les flancs de la montagne ou s'enfoncent dans sa profondeur. Au pied du viaduc qui traverse l'Orb se trouve une métairie hospitalière, la Bastide Saint-Raphaël, ancienne propriété des bénédictins de Villemagne-l'Argentière. Longtemps il y eut là un ermitage ; et la petite chapelle Saint-Raphaël, fort en vénération dans le pays, est encore l'objet d'un pèlerinage annuel.

Ferdinand Fabre a délicieusement raconté

les aventures de l'ermite Pigassou. Son roman de *Barnabé* reproduit avec le plus grand bonheur le ravissant et magnifique paysage de cette partie du pays, qui a aussi inspiré au peintre Baudouin une de ses meilleures toiles (la *Cueillette des amandes*, musée de Montpellier).

La route côtoie bientôt la construction de la gare nouvelle, au-dessus de laquelle s'étage le petit village de Nissergues, et on entre dans Bédarieux par le faubourg Saint-Louis.

Bédarieux. — Bédarieux est un important chef-lieu de canton, de 9,000 habitants environ, situé au confluent de l'Orb et du Courbezou. Le commerce et la fabrication des draps constituent la principale industrie. Rien de plus intéressant que la vue d'une de ces fabriques, où bon accueil est toujours fait aux visiteurs et où l'on suit avec étonnement les transformations diverses que l'artisan fait subir à la laine. Nombreuses tanneries sur les bords de l'Orb, chapelleries. Deux ponts jetés sur la rivière font communiquer la ville proprement dite avec le faubourg. Les rues principales sont la Grand'Rue et la rue de la Digue. Cette dernière offre une particularité curieuse: les maisons, d'un côté, ne présentent que des ouvertures carrées ; tandis que, du côté opposé, les façades ont toutes leurs ouvertures arrondies. La promenade de la Digue est plantée de magnifiques platanes; elle aboutit au square de la vieille gare, désigné aussi sous le nom de Jardin des plantes, et qui constitue une agréable promenade. Hôtels du Nord et du Midi.

Les Douze Sources. — Ce charmant petit coin, rendez-vous des Bédariciens qui cherchent la fraîcheur et l'ombre, est situé à quelques minutes de la ville. On s'y rend par la route de Clermont, qui passe sous le premier viaduc du chemin de fer et qui monte entre des rochers pittoresques, rougeâtres, semblables à des forteresses couronnées de chênes verts et de lierre. On met pied à terre un peu au-dessus d'une ancienne filature, *la Papeterie ;* on descend un petit sentier et l'on se trouve sur le bord d'un ruisseau ombreux, qui est comme le réservoir d'un grand nombre do petites sources qui servent à l'alimentation de la ville.

Le Bousquet-d'Orb. — Cette petite ville industrielle est distante de Bédarieux de 11 kil. On prend la route de Lodève, qui semble continuer celle de Saint-Pons et qui, après avoir longé la chapelle de N.-D. du Carmel, passe sous l'avant-dernière arche du magnifique viaduc jeté sur l'Orb et sa vallée, et dont les 37 arches ont 80 mètres de développement et 35 mètres de hauteur au-dessus de l'eau. On laisse bientôt à droite l'ancien atelier de filature Sicard. La route se déroule délicieusement le long de l'Orb, qui coule en chutes nombreuses, entre deux rives verdoyantes, ombragées d'un épais rideau d'ormeaux et de peupliers. A gauche, une haute montagne boisée flanque la route ; le chemin de fer de Rodez court sur son penchant, et la ligne d'Estrechoux s'enfonce dans sa profondeur. Voici, de l'autre côté de l'Orb, le joli village du Mas-Blanc, relié à la

route par un pont de trois arches. On arrive
ainsi à la station de Latour, qu'on laisse à
gauche, et on traverse le village de ce nom.
Sur la gauche, un viaduc fort élevé traverse
le ravin de Font-Ricoux. La ligne du chemin
de fer se dédouble alors en deux voies d'inégales hauteurs. Le paysage devient superbe,
avec son cadre de collines verdoyantes, sur
lesquelles sont disséminés les villages de
Saint-Xist, de Conas, de Vareilles; la route
longe toujours les rives de l'Orb. Mais voilà
que d'un-bas fond sort comme une épaisse
nuée : c'est la fumée que déchargent dans
le ciel les hautes cheminées des usines. Le
Bousquet-d'Orb est, en effet, un centre indus-
triel important. Deux grandes usines qui
précèdent le village proprement dit méritent
une attentive visite : une fabrique de verre
et une fabrique de zinc de première importance (usines de la Société des zincs français). Il est indispensable, pour suivre les diverses opérations qui s'y effectuent, pour y
voir le fonctionnement des machines, si bru-
tales dans leur force et si délicates dans

leurs mouvements, de se munir au préalable d'une autorisation écrite de MM. les directeurs Lambert (verrerie) et Remont (Société des zincs français). De nombreux logements d'ouvriers se développent de chaque côté de la route jusqu'aux approches du village, qui n'offre en lui-même rien d'intéressant.

Graissessac. — De Bédarieux à Graissessac, le trajet en chemin de fer est de 20 minutes : on remonte la vallée de l'Orb jusqu'à la station de Latour (voir le *Bousquet-d'Orb*, et l'on abandonne la ligne de Montpellier pour prendre l'embranchement de Graissessac (4 k.), qui s'ouvre dans la direction du nord, et aboutit, après avoir franchi le viaduc de Boussagues et trois tunnels successifs, dans la vallée, beaucoup plus étroite mais non moins pittoresque, de Graissessac (altitude moyenne, 340 m.)

Graissessac est une petite ville située sur la rivière du Clédou, au pied du pic Montaigu (1033m) et centre de l'important bassin houiller de Graissessac, qui emploie deux mille ouvriers, et dont l'extraction dépasse 300,000 tonnes annuellement.

Il convient de visiter en passant les belles installations extérieures : quais d'embarquement, magasins et ateliers, bureaux, et les mines St-Joseph et Joséphine. On arrive ainsi sur le terrier Ste-Barbe, qui se trouve au centre même de l'exploitation. C'est là que sont établies les belles machines à comprimer l'air, les accumulateurs et engins de chargement de locomotives.

Si l'on veut faire une simple visite dans une mine, il sera facile de se faire accompagner dans la mine Grand-Champ, par exemple, après s'être muni, bien entendu, d'une lampe Mueseler. Si l'on désire ajouter à cette visite l'attrait d'une descente en cage, il convient de descendre au puits Sainte-Barbe.

A une distance d'environ 500 mètres, on se trouve au pied des plans inclinés automoteurs qui amènent les charbons extraits des mines supérieures et à l'origine du chemin de fer spécial qui relie toutes les mines de la vallée. Après une visite au village de Graissessac proprement dit, ce chemin de fer conduira le touriste aux ateliers de la gare, où les curieuses installations de préparation mécanique devront encore attirer son attention.

De Lamalou aux gorges d'Heric

—

LE PRIEURÉ DE ST-PIERRE-DE-RHÈDES. — LE POUJOL. — LA CASCADE ET LE CHATEAU DE COLOMBIÈRES. — LE PONT DE TARASSAC. — LES GORGES D'HÉRIC

On se rend en voiture au Poujol et à Colombières par la route départementale de Montpellier à St-Pons. Arrivé au pont Carel, on tourne à droite dans un sens opposé à la direction de Bédarieux. La route est magnifique et forme une splendide avenue de platanes, dont le feuillage s'étale en épais berceau. Mais, après quelques centaines de mètres, l'attention est attirée par un vieil édifice, bâti sur le penchant méridional de l'Usclade, et dont les murs, jaunis par le

temps, dominent un modeste cimetière : c'est
le prieuré de St-Pierre-de-Rhèdes.

Prieuré de St-Pierre-de-Rhèdes. —
« La tradition, en cela d'accord avec l'histoire, attribue sa fondation à Charlemagne.
La pureté de style de l'ensemble autant que
la grossièreté des détails rappellent bien
cet éclat éphémère des arts à l'époque car-
lovingienne ; éclat rapide et passager, qui
s'éteignit avec le grand empereur.

» On pénètre dans cette église par deux
portes, toutes deux fort curieuses. La principale, qui s'ouvre à l'occident, regarde le
village du Poujol, qu'on aperçoit admirable-
ment de ce point. Cette porte a trois ordres
d'archivoltes cintrées, et tous sont décorés
d'une bande de lave noire, qui se reproduit
au-dessus de toutes les ouvertures de la façade méridionale, et constitue un ornement
singulier, dont on ne trouve que de très-
rares exemples au bas Languedoc. Son tympan est orné d'une croix grecque, pattée et
alézée, également en lave, et absolument
semblable à la croix des Templiers.

» Au-dessus de cette porte se trouve un entablement où sont sculptées des têtes informes d'animaux et de monstres.... Enfin, tout à fait au-dessus, s'élèvent trois tours, en partie détruites, qui semblent avoir été bâties dans une intention militaire.

» La porte méridionale a la même forme que la précédente, avec des dimensions plus petites et un ordre d'archivoltes de moins. Au lieu d'une croix de Malte, le tympan est orné d'une croix de Saint-André, pattée et alézée.

» L'apside est remarquable par des arcatures en relief, qui joignent des contre-forts peu saillants et qui semblent avoir été placés là pour rappeler la forme des machicoulis. » (Voir, pour plus de détails : DURND, *Observations sur Lamalou*, et RENOUVIER, *Monuments de quelques diocèses du bas Languedoc*.)

Après le prieuré de St-Pierre-de-Rhèdes, on aperçoit successivement à droite les travaux de la ligne du chemin de fer et les contreforts du Caroux; à gauche, de ravissants sous-bois et de fraîches pelouses s'étendent jusqu'à la rivière de l'Orb, que dominent des coteaux verdoyants.

Le Poujol (4 kil.) — Le Poujol est un gros village, pittoresquement construit en amphithéâtre, au sommet duquel est sa vieille église. Il a joué un rôle assez important dans l'histoire du bas Languedoc. C'est un comte du Poujol, seigneur de Thézan, qui a élevé le premier établissement thermal de Lamalou. Malgré son antiquité, ce village ne possède aucun monument digne d'être cité. Quelques débris de rempart attestent seuls que le Poujol eut à soutenir autrefois des luttes fréquentes. L'industrie du Poujol consiste surtout en filatures de soie et en cercles de tonneau ; la maladie des vers à soie et le phylloxera ont singulièrement nui à l'une et à l'autre. On y fabrique aussi les paniers et les autres objets de vannerie que les baigneurs apprécient tant, et qu'ils emportent comme souvenir de leur séjour aux bains.

Le 11 août, foire du Poujol, fréquentée par les baigneurs de Lamalou.

Visiter les filatures intéressantes de MM. Dr Millaud et Cavaillé.

Cascade et château de Colombières. — Après le Poujol, la vallée de l'Orb présente encore des perspectives plus séduisantes. La route serpente en brusques contours sur les flancs des contre-forts montagneux qui descendent du Caroux. Elle domine l'Orb et permet d'embrasser d'un coup d'œil la splendide vallée à travers lequel il coule. A droite s'élève la sombre masse du Caroux, aux crêtes accidentées; à gauche, de l'autre côté de l'Orb, le pittoresque hameau de *Margal* semble pencher ses vieilles maisons sur le bord de la rivière ; puis vient le bois de Sauvanières, qui couvre la montagne de ses châtaigniers touffus et dans lequel se perdent quelques blanches maisonnettes. Quelques instants avant Colombières, on voit la chapelle de Sainte-Colombe; puis de vertes prairies bien arrosées, siége préféré des collations champêtres. Quelques maisons groupées de chaque côté de la route constituent un hameau, à l'extrémité duquel bondit, sous un pont étroit, la double cascade qui excite l'admiration du touriste. L'eau descend d'une gorge étroite, qui semble déchirer le flanc de la montagne : les pics grisâtres du Caroux forment le fond du paysage, que domine un petit hameau témérairement placé sur le fond de l'abîme. A gauche du torrent, un sentier conduit facilement à une source gazeuse et ferrugineuse, fort semblable à Lavernière, et qu'on peut déguster sans inconvénient.

Après Colombières (2 kilom. environ), un chemin spécial va de la route au château, ancienne demeure du marquis de Caylus, dont on aperçoit au loin les deux tourelles. On vient admirer là un marronnier géant, digne d'être comparé à l'arbre légendaire du mont Etna. Son tronc a 6 mètres environ de tour ; les six branches principales qui en émanent pourraient constituer isolément des troncs de grosseur respectable, et son feuillage s'étend sur une circonférence d'environ trente mètres de diamètre. Derrière le château, une vieille tour dresse ses ruines sur les rocs du Caroux. L'ascension en est relativement facile, et de cette hauteur on jouit d'un beau coup d'œil sur la vallée de l'Orb.

Pont de Tarassac. (*Péage :* 0,05 centimes par personne.) — Après Colombières, l'aspect du pays devient plus sauvage : la route qui continue à surplomber l'Orb est dominée par des collines sur lesquelles s'étagent çà et là de nombreux hameaux : l'*Aire-Vieille*, les *Claps*, *Saint-Martin*, la *Pomarède*, la *Coste*, *Mons*. La route de Saint-Pons se bifurque avec celle de Béziers. C'est à ce carrefour que se trouve le pont suspendu de Tarassac : cette œuvre d'art est hardiment jetée sur l'Orb, à 60 mètres de hauteur. De cet endroit, le point de vue est magnifique et embrasse la vallée de l'Orb, celle du Jaur, les collines richement boisées qui les dominent, les nombreux villages jetés çà et là au milieu de cette verdure, et enfin la masse du Caroux et l'entrée des gorges d'Héric.

Gorges d'Héric. — On quitte bientôt la grand'route pour prendre à droite un chemin qui conduit rapidement à la Tribade, traverse cette bourgade et revient parallèlement à la route suivie. Après deux ou trois cents mètres, un petit carrefour où se trouve une croix de pierre indique l'entrée d'un nouveau hameau. C'est là qu'il faut mettre pied à terre. On traverse la petite rue tortueuse qui constitue le Verdier, et qui est placée à l'entrée même des gorges. On s'engage alors dans un sentier rocailleux et assez pénible, au-dessous duquel les eaux du torrent courent avec rapidité: une courte descente sur des cailloux roulants permet enfin d'atteindre le but, et l'on a devant soi un spectacle dont il est impossible de décrire le caractère sauvage et imposant. D'immenses roches nues, aux formes fantastiques et bizarrement découpées, s'élèvent en un circuit presque fermé ; des blocs énormes restent suspendus sur leurs flancs ou ont roulé dans le lit de la rivière, formant des digues ou des cavernes dans lesquelles l'eau se précipite en bouillonnant. Au milieu de ce chaos, un petit jardin potager, caché derrière le granit, semble placé comme un témoignage de l'industrie humaine au milieu du désordre des éléments. Au centre d'un des bassins formés par la rivière émerge un filon métallifère, souvent recouvert par le torrent, et d'où s'échappe une source minérale et ferrugineuse, dont le filet rougeâtre se poursuit longtemps à travers la parfaite limpidité de l'eau. Héric est placé à l'extrémité du labyrinthe, au sommet de ces roches fantastiques. De l'entrée des gorges, on ne peut l'apercevoir. Pour l'atteindre, il faut grimper dans un sentier de chèvres, souvent interrompu par des éclats de rocher. C'est au milieu de ces débris menaçants et suspendus sur l'abîme que se trouvent agglomérées les quelques habitations qui composent ce bourg misérable, complétement inabordable en hiver. On s'étonne que des êtres humains puissent passer leur vie au milieu de cette nature sauvage et au fond de ce ravin, isolé jusqu'en ces derniers temps de toute civilisation.

Lamalou à St-Gervais

LES ARTS, LA BILIÈRE, LE TOUREL, ST-GERVAIS

St-Gervais est le chef-lieu de canton dont dépend Lamalou. Cette petite ville est le but d'une des excursions les plus intéressantes que l'on puisse faire aux environs du vallon balnéaire. Le trajet s'effectue par deux routes différentes, suivant que l'on fait la course à pied ou en voiture. Le mieux, si l'on a bonne jambe, est de partir par l'une et de retourner par l'autre. Nous les décrirons toutes deux, en prenant Lamalou pour point de départ.

Course à pied

La route des trois Lamalou se poursuit au delà de Lamalou-le-Haut, bordée, à droite, par des rochers dont les blocs affectent des formes curieuses et des positions menaçantes; à gauche, par le ravin de la Veyrasse et les montagnes vertes qui en surplombent le bord. Une montagne en trident,

qui ferme la vallée au fond, achève de donner du caractère au paysage. On arrive
ainsi aux Arts, petit hameau dont la cha-
pelette, blanchie à la chaux, ressort dans
sa méticuleuse propreté. On laisse la route
au niveau de la croix qui précède le petit
bourg, et on prend à gauche le petit sentier
qui le traverse. On longe quelque temps la
droite d'un étroit ravin, occupé par un joli
ruisseau aux nombreuses cascades, et que
dominent de tout côté de hautes collines.
Sur les hauteurs de droite, les deux routes
de Saint-Gervais se déroulent à altitude diffé-
rente; sur celle de gauche, les maisons du
Cros et du Tourel; des deux côtés, des replis
tapissés de verdure. On arrive ainsi jusqu'à
la Bilière, où l'on trouve à l'entrée un co-
quet presbystère et une église moderne. Les
maisons de la Bilière ont presque toutes des
terrasses italiennes avec escalier extérieur,
qui sont comme un cachet du pays. Il s'agit
maintenant de gravir la montagne qui s'é-
lève à gauche. Le sentier, dur et pénible,
conduit au Tourel, d'où l'on domine les som-

mets environnants. Il faut monter encore jusqu'au plateau que traverse la route de Saint-Gervais à Douch. On descend alors par un sentier ombreux jusqu'au fond d'un ravin tapissé de fraîches prairies et qui conduit aux bords de la Marre. On dépasse Compayré, situé sur l'autre rive, et, après quelques centaines de mètres dans un chemin bordé de châtaigniers, on se trouve dans St-Gervais, qu'on n'aperçoit qu'au moment d'y entrer.

Course en voiture

La course en voiture se fait par Hérépian (voir *de Lamalou à Hérépian*, pag. 104) et de là, par la route qui va de cette ville à l'Aveyron. On gravit d'abord une côte assez longue et assez pénible, au milieu d'un paysage qui ne présente aucun caractère particulier: on se trouve bientôt sur un plateau élevé, situé au-dessus des coteaux qui limitent au nord la station thermale. De cette hauteur, le vallon de Lamalou est embrassé dans son ensemble et détache sa verdure émaillée de blanches maisons sur les monta-

gues plus sombres de Saint-Michel. La route
revêt un caractère de plus en plus sauvage : partout les sommets des collines boisées et les roches nues ; à gauche, dans un
bas-fond, les vieilles masures du hameau de
la *Bourbouille*; à droite, la *Sesquière*, le *Pra-
dal*, *Taussac* et ses rochers en forme d'or-
gues. Aux Quintes, on gravit la pénible mon-
tée du mas de Soulié ; mais, arrivé au sommet
du plateau, on reste saisi d'admiration devant le superbe spectacle que l'on domine
du regard : qu'on suppose un cirque immense de montagnes élevées, aux cimes ca-
pricieuses. Tout au bas de ce profond bassin, comme au fond d'un immense précipice
de plus de 500 pieds de haut, la nappe verte
d'une prairie, sur laquelle s'allonge, suivant
le cours de la rivière, la petite ville de Saint-
Gervais-sur-Marre ; au-dessus les ruines informes de Saint-Gervais-le-Vieux, et, çà et là,
quelques petits hameaux disséminés sur le
penchant des collines.

Pour atteindre le but, la route descend
en colimaçon, déroulant sa pente rapide en

contours sinueux qui permettent d'admirer les divers aspects de cet émouvant paysage.

Saint-Gervais est un chef-lieu de canton de 2,500 habitants environ, situé au confluent de la Marre et du Casselouvre. Promenades sur les bords de la Marre ; chapelle de Notre-Dame-de-Lorette : peintures du plafond du chœur, colonnes torses. Fabrique de gâteaux et de biscotins très-estimés. Les touristes trouveront à l'hôtel Soulier une excellente table, à des prix modérés. Il est utile de prévenir à l'avance.

Au-dessus de St-Gervais, ruines pittoresques d'un vieux château.

Dans les environs, ruines de la Gineste ; gisements de minerai de cuivre, de fer et de plomb argentifère.

Le Mont Caroux

Ascension du plateau (1093 mètres). Guide, 6 fr.; ânes, 5 fr. Durée, une journée.

Si l'on veut assister au lever du soleil, il faut partir le soir de Lamalou pour coucher au Cabaret, ou à Perpignan ou à Douch. — Emporter des vivres suffisants, un bâton d'ascension et une longue-vue.

Cette ascension, sans être difficile, exige assez de fatigue pour être exclusivement réservée aux personnes valides. En compensation, c'est sans contredit la plus belle course, la plus intéressante et la plus saisissante que l'on puisse signaler dans la région du bas Languedoc.

On se dirige vers le mont Caroux par Villecelle et le Fraïsse (voir précédemment, page 93). Un chemin escarpé et fort accidenté gravit la colline sur laquelle sont adossés ces deux hameaux. Du sommet, on jouit sur le vallon thermal et la région voisine d'un coup d'œil ravissant. On parcourt bientôt un plateau couvert de plantes aromatiques, de genêt et de genièvre : au fond, une blanche habitation apparaît dans un massif de châtaigniers: c'est le *Logis-Neuf*, qui offre au touriste une rustique hospitalité et quelques instants de repos. Après le Logis Neuf, le chemin serpente sur le flanc de montagnes boisées, au bas desquelles, à droite, la vue se repose sur un frais et étroit vallon, dont la Bilière occupe le centre. Sur les collines opposées on aperçoit le *Tourel* et les lacets multiples de la route qui conduit à *Douch*. Dans un creux, où descendent de toute part des pentes de verdure d'une merveilleuse fraîcheur, apparaît discrètement le petit bourg de *Sénas*. A gauche s'élève le plateau de Madale (889 m.). On rejoint enfin le chemin de Douch au carrefour de la Croix, et l'on arrive dans une vallée fertile, parfaitement irriguée, sur laquelle descendent les flancs du Caroux et du Plô-de-Brû. A droite, le village et le château de Rosis apparaissent dans un bouquet d'arbres. Bientôt c'est le *Cabaret*, sorte de ferme où s'arrêtent les touristes avant d'entreprendre l'ascension; puis c'est *Per-*

pignan, c'est le village de *Douch*. Dans chacun de ces trois endroits, l'ascensioniste trouvera à un prix modeste un gîte dont sa fatigue atténuera à peine la rusticité. Avant de traiter, il est indispensable de s'assurer *de visu* de l'état de la literie. C'est du Cabaret que l'ascension est à la fois le plus rapide et le plus facile. Il est bon de l'entreprendre une heure avant le lever du soleil, si l'on veut éprouver la somme de jouissances esthétiques dont elle est l'occasion. Je ne décrirai pas le spectacle sublime du lever du soleil. L'astre du jour, comme disent les poëtes, semble surgir du sein de la mer, au delà de la montagne de Cette. Aussitôt qu'il a paru, les ténèbres tombent et les nuées disparaissent. C'est alors qu'on peut admirer les panoramas splendides qu'on découvre du plateau et dont, par un temps pur, rien n'égale la beauté et la splendeur.

Le Caroux a 1,093 m. de hauteur. Cette élévation, modeste si on la compare aux sommets des Pyrénées et des Alpes, est considérable eu égard aux autres plateaux de la chaîne intérieure et des sommets voisins, et, partant, aux immenses proportions de la perspective. « On aperçoit, en effet, écrit Dupré, toute la plaine du bas Languedoc : la mer, qui la borne au midi ; à droite, l'immense chaîne des Pyrénées, dont les pics les plus élevés de l'extrémité orientale se distinguent aisément. A l'aide d'une longue-vue, on peut voir très-distinctement : au midi, Béziers, Narbonne, Carcassonne, les divers étangs qui se trouvent entre ces villes ; à l'est, Montpellier et Nîmes, et au nord, le mont Ventoux, qui est le commencement de la chaîne des Alpes. On peut facilement apercevoir les principales ramifications de cette grande chaîne calcaire qui s'étend de Malaga à Bâle, ramifications qui constituent la Montagne Noire, les Cévennes et, au delà du bassin du Rhône, le Jura. »

Du côté occidental, le plateau est brusquement interrompu par un effondrement épouvantable que les eaux ont creusé, et au fond duquel les regards surpris ont quelque

peine à distinguer, au milieu des fragments
de roche détachés de la montagne, quelques
habitations misérables. Ce lieu porte le nom
d'*Héric*. Le sentier qui y conduit au milieu
des roches peut servir de descente aux plus
habiles et aux plus vaillants. Un effondrement
semblable, situé du côté méridional, duquel
on domine magnifiquement Colombière et la
vallée de l'Orb, permet une descente moins
périlleuse, mais encore fort difficile. Le
plus sûr et le moins fatigant est encore de
revenir par la voie que l'on a déjà parcou-
rue, et dont le spectacle est assez attachant
pour enlever au voyage tout ennui et toute
longueur.

TABLE DES MATIÈRES

—

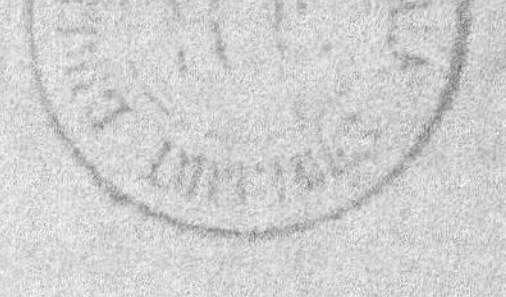

AMALOU

e à Lamalou-les-Bains

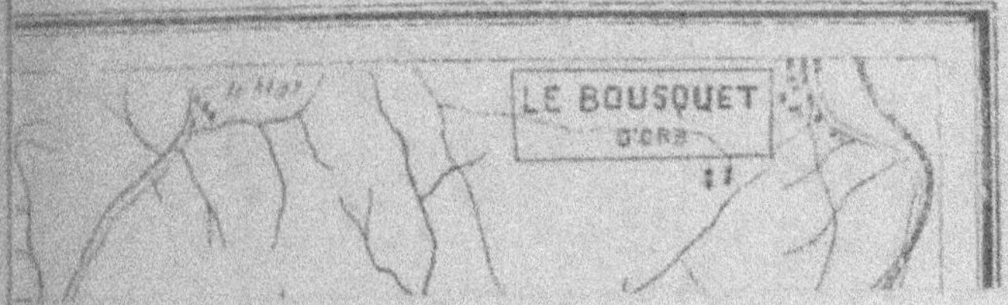

e à Lamalou-les-Bains

CARTE DES ENVIRONS DE LAMALOU

Spécialement dressée pour le **Nouveau Guide du Baigneur et du Touriste à Lamalou-les-Bains**

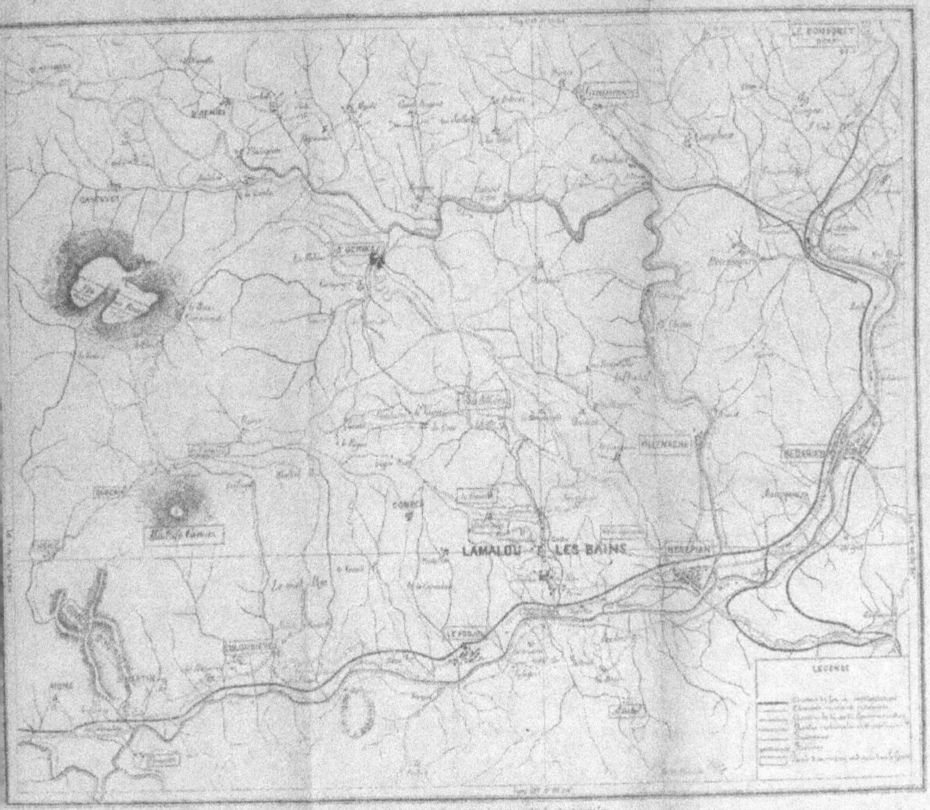

NOTA. — Pour ne pas nuire à la clarté de la carte, nous n'avons indiqué que les principaux reliefs de terrain.